阴阳一调百病消

罗博士的养生真经

升级版
SHENGJIBAN

罗大伦◎著

中华工商联合出版社

图书在版编目（CIP）数据

阴阳一调百病消（升级版）/ 罗大伦著 .--北京：
中华工商联合出版社，2011.2

ISBN 978-7-80249-991-1

Ⅰ.①阴… Ⅱ.①罗… Ⅲ.①阴阳（中医）—基本知识 Ⅳ.①R226

中国版本图书馆CIP数据核字（2011）第265491号

阴阳一调百病消（升级版）

作　　者：	罗大伦	印　　刷：	北京画中画印刷有限公司
出 品 人：	成与华	版　　次：	2012年4月第1版
策　　划：	李　征	印　　次：	2014年3月第3次印刷
责任编辑：	赵　兵　李文慧	开　　本：	710mm×1000mm　1/16
责任审读：	孟　波	字　　数：	200 千字
装帧设计：	季　群	印　　张：	14.75
责任印制：	迈致红	书　　号：	ISBN 978-7-80249-991-1
出版发行：	中华工商联合出版社有限责任公司	定　　价：	29.00元

服务热线：010-58301130

销售热线：010-58302813

社　　址：北京西城区西环广场A座19-20层，100044

网　　址：www.chgslcbs.cn

E-mail: cicap1202@sina.com（营销中心）

E-mail: gslzbs@sina.com（总编室）

工商联版图书

目录
Contents

第一章
万病只有一个原因：阴阳不调

生命是一种内稳定状态，这种稳定取决于阴阳的平衡，阴阳就像天平上那两个砝码，一左一右，只有它们重量相当，天平才平衡。一旦阴阳失调，天平向一方倾斜，平衡被打破了，人就会生病。所以，人要获得长期的健康，就必须时刻保持阴阳的平衡。养生养的是什么？养的就是阴阳，只有阴阳调和，我们才能过上不生病的生活。

第一节
要想寿命长，全靠调阴阳

这些年，我曾经受中央电视台、北京电视台、山东卫视等媒体邀请去主讲中医节目，期间很多人都问我：养生最重要的是什么？我的回答就四个字：阴阳平衡。

世界上的万事万物，归根结底，可以分为两类：一为阴，一为阳。阴阳是两种相互对立的能量，它们一正一负，一左一右，一上一下，一前一后，相互制约，彼此依存。正因为阴阳彼此对立，相互依存，所以才有了天地、日月和男女。

人体虽然复杂，但说到底，也只存在两种能量：一是阴，一是阳。这两种能量不断变化，便有了人的生、老、病、死。

《黄帝内经》中说："阴阳者，天地之道也，万物之纲纪，变化之父母，生杀之本始，神明之府也，治病必求于本。"一部《黄帝内经》，洋洋十几万言，其实说的就是阴阳。

人的一生离不开生、老、病、死。生是什么？生就是阴与阳这两种能量在身体内聚合，获得了暂时的统一。老是什么？老是阴阳在体内不断变化、衰减。病是什么？病是阴阳这两种能量在身体内出现了失调。死是什么？死是阴阳这个统一体的瓦解。

生命是什么？生命就是阴阳这两种相互矛盾的能量所构成

的一个平衡体，在这个平衡体中，正极为阳，负极为阴，阴阳平衡才有了人，《黄帝内经》说“生之本，本于阴阳”。人生天地间，天在上为阳，地在下为阴，人在中间追求的则是阴阳平衡。所以，生命是一种不上不下、阴阳平衡的状态，如果这种平衡状态被彻底打破了，生命也就结束了。生命结束之后是个什么状态呢？就是阴阳分离了。在八宝山火葬场人们就能看到阴阳分离这种现象，阳的能量化成几缕青烟飘向天空，阴的能量化为骨灰被埋在了地下，一个头顶蓝天脚踩黄土的人就这样从天地间消失了。

生命是一种内稳定状态，这种稳定取决于阴阳的平衡，阴阳就像天平上那两个砝码，一左一右，只有它们重量相当，天平才平衡。一旦阴阳失调，天平向一方倾斜，平衡被打破了，人就会生病。所以，人要获得长期的健康，就必须时刻保持阴阳的平衡。养生养的是什么？养的就是阴阳，只有阴阳调和，我们才能过上不生病的生活。

人身上的疾病有成千上万种，有的有名称，有的没有名称；有的是常见病，还有的是疑难杂症。不管疾病有多少种，有多么难治，它们的病理只有一个，那就是阴阳失调。人体的阴阳是相对平衡的，如果阴盛，阳气就会受损；如果阳盛，阴液就会受损，所以，《黄帝内经》说“阴胜则阳病，阳胜则阴病”。

阴阳蕴藏在身体的每一个部分，肾有肾阴、肾阳，肝有肝阴、肝阳，心有心阴、心阳，脾有脾阴、脾阳，胃有胃阴、胃阳，肺有肺阴、肺阳……身体每一个部分的阴阳都必须保持平衡，一旦某一个部位的阴阳失调了，那个部位就会出现疾病。

肝上的阴阳必须平衡，如果肝阴不足，肝之阳气就会急剧上升，这时人就会面红耳赤、头涨头痛、急躁易怒，中医称之为肝阳上亢，西医用血压计一量，很可能发现血压变高了。

肺、胃、肾的阴阳也必须平衡，如果肺、胃、肾的阳气偏盛，阴液不足，那么，人就会多饮、多食、多尿，患上消渴。

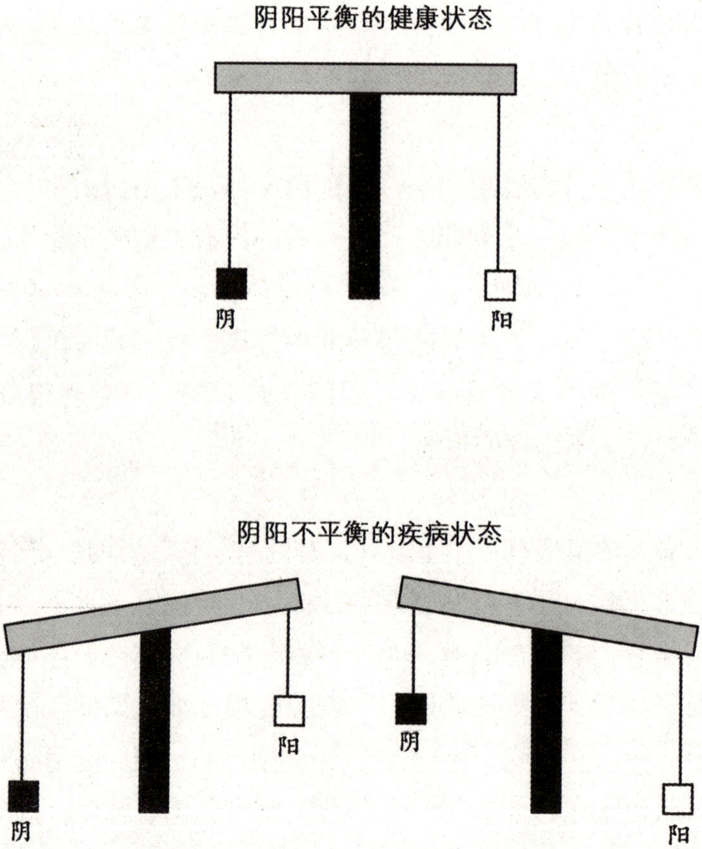

图一　人体内阴阳与健康的关系

消渴又名三消。阳气是人体内的火，阴液是人体内的水。阳气偏盛，身体内的火大了，水就容易被烧干。肺上的火大了，唾液、汗液、泪液和血液就容易被蒸发，这时人就会口干口渴，要不断地喝水，中医称之为上消；胃上的火大了，胃的功能始终处于亢奋的状态，吃进去的食物很快就会被消化掉，这时人就会吃得多、饿得快，中医称之为中消；肾上的火大了，肾燥精亏，肾就控制不住水，肾不摄水，人的尿液就多，总想小便，中医称之为下消。中医的三消，在西医化验检查的结果往往就是糖尿病。同样，体内阳气不足，阴液就会过剩，这时，整个人体就像是一个火力微弱的炉子，没有办法将锅里的水蒸腾起来，由于水汽不能上升，所以这个人会感到口干口渴，总是不停地喝水；同理，火力不足，水汽无法蒸腾，喝进去的水就会直驱而下，这就是为什么一些人会觉得喝进去的水，怎么没多久就出来了，这在中医来看是阳虚型的消渴，若经西医检查，往往也是糖尿病。

心脏的阴阳必须平衡，如果心脏的心阳不足，人体就如同失去阳光的普照一样，陷入一片阴霾的笼罩中，变得浑身发冷、精神不振。这时，水汽便会泛滥，出现水肿，结果，心脏的功能必然会受影响，甚至出现心源性水肿，西医一检查，发现这已经是心脏病甚至是心衰了。同样，如果心阴不足，那就如同一个液压机里，赖以传动压力的润滑油不足了，润滑油不足，机器就会出现空转的情况，就会动力不足；同样的道理，心阴不足，人体就会出现心悸气短、神疲力乏、失眠健忘等问题，西医一检查，结果往往是心律不齐，心脏病又来了。

总之，大到心脏病、高血压，小到感冒发热，一切疾病皆源于阴阳失衡。阳高寿短，阴重则病，阴阳失调，百病始生。为什么一些人三天两头会感觉不舒服，不是头痛，就是胸闷气短，原因就是身体内的阴阳失调了。这就像一个地区的生态平衡被打破了一样，不是干旱，就是洪涝。如何才能避免这些灾害呢？国家的办法是封山育林，让生态重新恢复平衡。生态一旦平衡，大地就会风调雨顺。那么，我们的身体如何才能风调雨顺呢？办法也只有一个，就是让身体的阴阳达到平衡。一个体内阴阳平衡的人，就会精力充沛、面色红润、无病无灾，即使偶有病毒来袭，其体内的正气也能很快将病毒赶走。所以，只有阴阳平衡的人，才能健康长寿。

第二节
女性阴阳不调，脸上就会长斑

中医有很多养生方法，有中药、推拿、针灸、食疗等，不管采用什么手段，其目的都在于调理身体内的阴阳，只要阴阳平衡了，疾病自然就消失了。所以，很多中医师给人看病时，不说看病，只说调理，这是很有道理的。

大家千万不要以为，中医的调理是一件可有可无的事，其实，调理是从根本上解决身体的问题，《黄帝内经》说“治病必求于本”，本是什么？本就在于阴阳。

就拿女性朋友常患的黄褐斑为例吧。北京电视台的同事介绍了一位女性朋友，说要找我调理脸部疾患。这是位非常美丽的女性，但美中不足的是，她的眼睛外侧有两大片颜色很深的黄褐斑。她说自己生活无忧无虑，一切都很好，工作轻松，也非常富裕，但就是这个黄褐斑让她觉得很烦恼，她曾经去美容院处理过，花费数万，当时似乎效果不错，过后却依然不见好转。

我给她打了个比方，说局部治疗就好比是树叶黄了，我们不去找树根的问题，却往树叶上涂抹绿色，这样的做法不可能有好的效果。黄褐斑其实是她身体内阴阳失调的表现，因为女性的身体就像月亮一样，月亮一个月经历一次圆缺，女性的气血一个月出现一次盈亏。气为阳，血为阴，女性的气血随身体阴阳的消长而盈亏。如果因为某些原因（比如情绪抑郁等），使女性的气血紊乱了，不能跟随阴阳消长的节奏，那么就会出现气滞血瘀，瘀血一旦停留在身体的某些部位，这些部位便会出现疾病，如果停留在脸上，则会形成各种斑类物质，这就是黄褐斑出现的原因。

西医治疗黄褐斑是从表面入手，一般采用剥脱、激素和激光等方法治疗，这种方法见效很快，但停用后问题又会反复，不能除根，而且还有很大的副作用。那么，我们中医怎么办呢？中医是要从根本上入手，调理她身体内的阴阳，只要阴阳平衡了，黄褐斑自然就会消失了。

遇到这种情况时，我通常把女性的一个月分成三个阶段或者四个阶段来治疗，这次，我把她的一个月分成了三个阶段：月经过后是一个阶段，我开了个养阴的药膳方子；月经前是一个阶段，我在前面方子的基础上，加上了些养阳的药物；然后是月经期，我开了活血化瘀的方子。

这样，整整一个月过去了，再见面时，我看见她的脸非常白净，就有点埋怨她了，心想你来找我看脸上的斑，为什么要化妆将斑遮盖住呢？这样我怎么知道病情的变化呢？于是，我告诉她，下次来的时候，一定要把妆卸掉，否则我无法看到黄褐斑的变化。

她吃惊地说："我一点妆都没有化啊！"

我也很吃惊，因为她脸上几乎看不出黄褐斑的痕迹了。原来，她的身体基本恢复了，气色也好了很多，面色由原来的晦暗变得泛着红晕，当我送她走的时候，她戴上了墨镜，风姿绰约，又是一副青春飞扬的模样了。

她对我说了几句话很有趣，她说："如果不是电视台里的人介绍，我绝对不会服用你的药膳，因为太便宜了。我去药店抓你开的药，那么多天才花几十元，以前我为此花费的钱都是以千计数的，而且，这次的药膳汤还那么鲜美好喝。"

我为什么要把女性的一个月分成三段呢？这与阴阳有关吗？

原来，女性身体内阴阳能量的变化与月亮的盈亏有关。月亮一月一次盈亏，女性一月一次月经。根据月亮的圆缺，月相被分成了新月、蛾眉月、弦月、残月、满月和凸月。同样，随着女性生理周期的变化，她们身体内的阴阳能量也会呈现出不同的状况，于是，有人就根据月亮的圆缺，将女性的一个生理周期分成很多段。现在有分成三段的，有分成五段的，也有分成七段的。我认为分段太多就不利于调理了，你不能四天见一次患者，所以，我是倾向于三段分法或四段分法的。

首先，在月经结束的时候，阴血已大量流出，这时人一般是阴虚的，我们调理的原则就是要滋阴养血，想要养生的女性，可以做一些滋阴养血的食疗药膳，比如，在煲汤的时候，放入一点熟地、阿胶、当归（正常的用量应该是熟地六克、阿胶六克、当归三克），在中医看来，猪肉是滋阴的，清朝温病学家王孟英说猪肉最能滋阴，所以可以在汤里放入一点猪骨或者是猪皮，这样可以滋补阴血。

然后，在排卵期过后，阳气开始生发，此时，女性的身体处于一个由阴转阳的状态。大家注意，阴阳是互根的，阴生阳，阳生阴，当阴发展到了盛极的时候，阳就开始生发了，但阳是在阴的基础上生发的，所以，此时我们要在滋阴方子的基础上，加上一些补阳的药物，促进阳气的生发，我一般是用菟丝子、巴戟天等。此时，女性的基础体温开始升高，这也体现了阳长的状态。

接下来，就到了月经期，阴血排出，如果女性体内平时就有瘀血，就可以借这个机会将瘀血排出去，因为此时女性身体内的溶血机制增强。所以，这个时期的调理重点就是活血化瘀，帮助女性的身体排出瘀血。前面，我们说过黄褐斑是瘀血的一种外在体现，如果我们将女性身体内的瘀血排出去了，她们的气血畅通了，黄褐斑自然而然就会消失了。

那么，有的朋友问，为什么不是一个月里面，全部都用活血化瘀的药物呢？那样不是更好吗？

事实上，调理要看身体的状态，对于身体壮盛的人，当然可以这样，但现在很多人都气血不足，金元四大家的朱丹溪认为：一定要等患者正气充足时才能攻邪，正气不足要先补足才行，否则，“邪去而正气伤，小病必重，重病必死”。所以，我们要借助女性身体在一个月里阴阳变化的特点，先对她的身体进行滋补，然后等到月经期这个特殊的时期，再来活血化瘀，这样身体不但不会受到损伤，反而还会更加健康。所以，许多女性调理以后，气色会有很大的改观。

如果女性朋友出现气血虚弱的情况，可以找附近的中医，看看是否可以用这种周期用药的方法，给自己调理一下。中医一般有自己的心得，无论是三、四、五个周期的都是可以的，也许这是一个适合您的好思路呢。

第三节
女性滋养阴血的秘方：玉灵膏

人只要阴阳平衡了，疾病自然就会消失。所以，中医看病是以调理阴阳为主。

玉灵膏就是调理阴阳最好的方子之一，尤其是在女性养血方面，有时甚至可以力挽狂澜。很多时候，女性严重血虚，一般药物无法见效，玉灵膏却能起到意想不到的作用。

玉灵膏是清代温病学家王孟英发明的，其实就是两种食品：一是龙眼肉，一是西洋参。

龙眼肉甘温，补心气，益脾阴，服用时，有的人容易上火，而西洋参是凉的，两者一结合，正好调和了阴阳。玉灵膏一般用十份的龙眼肉，配上一份的西洋参。比如，一百克的龙眼肉，配上十克西洋参，两者搅拌均匀，放进碗里（碗里不要加水），拿到蒸锅中隔水蒸熟，一般蒸三四个小时就可以了。每次吃的时候，用一羹匙的量，开水冲泡服用，每天一次或两次都可以。玉灵膏养血的效果特别好，但是有痰火的人不能用，孕妇忌服，一般是中医诊断为血虚的人可以服用。起初我没有想到这个方子效果那么好，后来越使用越觉得奇妙，所以就在做节目的时候给大家介绍了。很多血虚的朋友用了都说不错。

我用玉灵膏的例子较多，现在讲述一个比较典型的。

有位女士，身居国外，身体状态非常糟糕。她在邮件中对我说，自从生了儿子之后，她几乎天天都在失眠中挣扎，已经持续了好几年。她经常一整夜都没法入睡，吃安眠药也不管用。人不仅面黄肌瘦、消化不好，而且连说话都会感觉很累，每天时不时地都要躺下来休息。她也去医院全面检查过心脏，没有器质性问题。回国后在北京去了很多医院，看了很多医生，吃了很多中药调理，效果都不太好。

这位女士说每次去医院，医生都检查不出有什么问题。于是，医生就会叫我回家多运动，我心里想，自己连上楼梯、上街买点东西都累得要在沙发上躺半天，在家做点家务，心脏都会发紧、发疼，怎么能多运动呢？她在邮件中详细讲述了自己的主要症状：

1. 主要是心脏累。尤其是上午吃完饭后心率会达到80~100次；上楼梯、给孩子穿衣服或说10分钟话都觉得累；下午眼眶发疼，我知道自己气血两亏、阴阳两虚，但是虚不受补，一吃党参、黄芪和当归，脸上就起包；晚上入睡极其困难。

2. 消化极差。早上一起床就大便，有点像五更泻。最近吃完饭，胃胀得很厉害，食欲不好，早上足三里到脚的胃经部分又酸又胀，舌苔很多年了都很白厚，是湿热太重吧？吃了很长时间的薏米粥效果也不明显。吃点滋补的药后舌苔更白厚。嘴唇总是干得起皮。

3. 肝胆经火很旺。早晨起床嘴发苦、干，眼眶周围很酸痛，说话多了或出去逛逛商场，眼眶就疼；月经头二天，经血全是黑色的，血量很少；舌尖和两边有瘀块。小便很黄。

4. 非常容易感冒，前胸后背总觉得冷。现在家里空调控制在19℃左右，我穿毛衣、毛背心手脚都不冷，但是前胸后背感到冷，必须再加上羽绒背心才可以，否则就会感冒。

5. 腰酸痛，上个月刚满40岁，头发就已经白了一半，别人说我未老先衰。

我买了很多中医保健书来看，现在尽量早睡早起，吃山药薏米粥等易消化的食物，下午打太极拳、散步。同时，我看网上说艾灸好，便从国内带了艾灸每天灸，但我有点阴虚火旺，您说我适合灸吗?

……

这样的病情描述，很是复杂，后来我们通了很多封邮件，还有一些更详细的病情描述，非常多，看得让人头晕。总之，美国那边的西医对她是没有办法了，只能让她服用抗抑郁的药物，还让她检查是否有肿瘤，查了很多次，都没有问题，最后还是按照抑郁病来治疗。

那么我们该怎么办呢？我学的是中医诊断，所以一般会努力训练自己从纷繁复杂的病情中找出基本的病因病机，找出大的方向，我认为只要大的方向对了，逐步调理，就一定能够见到效果的。

其实，我分析后觉得，她这种情况就是生孩子的时候，失血过多，没有及时补充，造成了血虚的情况，一直没有得到改善。很多时候，女性血虚会在外界温度下降的时候，变得非常怕冷，手脚的温度也会变得冰冷，可是，如果夏天温度高的话，手脚的温度就会恢复正常。很多人认为这是阳虚，其实很可能错了，因为这些女性朋友怎么用温阳的药物都不起作用，其实应是血虚，血液不足，无法温暖四肢了，所以四肢很容易受到外界温度的影响，外界温度稍微降低，立刻四肢就会冰冷。这位女性就是这样，她自述就非常怕冷，可是一用温阳的药物就上火，就是这个缘故。

我们回过头来再说坐月子，一般西方人没有坐月子的习惯，澳大利亚有的妇女上午生完孩子，下午天热就冲凉水澡了。很多人说，那外国人不也没事儿吗？其实，外国人因此患病的也很多，只是他们还不知道而已。

总之，我经过分析，认为这位女性最主要的问题就是血虚。正因为她血虚，所以才会心无所养，导致晚上失眠；由于血液无法供养四肢百骸，所以身体就非常疲惫，出去买一次菜回家就要躺半天。此外，她身体感觉冷也是血虚的表现，因为血液无法温养四肢，这并不是阳虚。

此时，养血是十分关键的，但是为什么之前她服用了那么多的养血的药物都不起作用呢？

关键是在她血虚之后，有湿气进入了体内。我们要先把湿气去掉，也就是把养血的障碍去掉。于是，我给她开了祛湿的代茶饮，让她当做茶来喝，用的是藿香、佩兰、杏仁、薏米等思路。等到补血的障碍基本消除之后，我建议她集中力量吃王孟英的玉灵膏。

没过多久，这位女士就给我发来邮件，她说：

罗博士：

您好！想给您汇报以下最近的"战绩"：

1. 从2月6日开始吃龙眼蒸西洋参，睡眠到现在基本恢复正常。

2. 现在精力充沛很多，尤其是下午到晚上（上午饭后还有点累），中午不睡午觉下午也不觉得很困，下午出去活动，购物两个小时，回来做饭，带孩子学习到晚上觉得精力还很够用；第二天也不觉得累，即使出去半天也没有问题。

3. 以前我总告诉您，我一累心脏就发紧、隐疼；现在心脏基本不发紧、不隐疼了。以前逛商场，一个多小时就觉得眼框干、酸、累，现在好转很多，不太觉得酸了。

4. 以前腰椎到尾椎一运动就痛，吃药也不见效，最近买了个小型按摩器，每天针对性地按摩，竟然好了很多。

因为看了您的书，才知道龙眼干的好处，无知就是愚昧，我生完第二个孩子坐月子的时候，朋友送我两盒龙眼干，我还奇怪她为什么送我龙眼干，放到去年都四年了，我拿出来一看，全长虫了。也许月子里吃了龙眼，血虚的状况就不会这么严重了。

谢谢您的书以及您普及的中医知识，我在网上订购您的书送给朋友和老师，他们都觉得如获至宝，谢谢！

祝一切顺利！

看来，她的身体已经基本恢复了，希望可以通过调养，让她彻底恢复健康。

最近，为了修订《阴阳一调百病消》，我给这位女士去了邮件，问是否可以把她的这个病例写进书里。很快她就回复了邮件：

罗博士：

您好！您给我调理的例子当然可以用，细节、地址等所有情况您都可以提及，我很感谢能得到您的帮助。我深知疾病带给人的痛苦和无奈，很希望其他的朋友能从我的经历中得到帮助。尤其提醒女士在产后注意补血。

祝一切顺利！

看了邮件，我非常感动，因为她希望将自己的信息公开，是考虑到了天下还有那么多的女性，在生孩子后没有注意自己的调理，最后让身体受到损害，她希望通过自己的例子，给大家提供一些参考。这样的胸怀，值得钦佩。但我还是隐去了她的姓名等信息。

其实，这样的例子还有很多。我曾经到上海的一所商学院做讲座，那里的一位老师，常年腿疼，以前的医生都是按照风湿调理的，效果不好。她让我帮助分析一下，可是我确实不知道她的腿疼是什么情况，我只是看到她的舌质淡白，于是判断她是血虚，因为如果血液不足，无法濡养经脉，经脉就会出现异常，我估计她的腿疼就是因此而起，所以告诉她，可以服用这个龙眼肉和西洋参。于是，她开始服用，结果没有几天，就来邮件告诉我："罗博士，真是太神奇了！我的腿疼已经彻底好了！"

看过我在中央电视台录制的《百家讲坛》节目的朋友都知

道，玉灵膏是出自王孟英的《随息居饮食谱》一书，是他在逃难的途中，饿着肚子，只吃着糠麸，为后世的我们而写的，可见他对世人怀有何等的悲悯之心啊！

另外，还需要提醒大家，中医的原则是调阴阳，不要看到我写的龙眼肉好，就不管自己是否血虚，拿来就吃，这是不对的。王孟英在医案里面就写过一个孩子，因为家里喂养了过多的龙眼肉，导致食积，久治不愈的例子。无论多好的东西，都是对症了才可以使用，否则即使是人参，乱用也会出问题的。

第四节
阴阳只要一调，疾病立刻就消

我特别喜欢那英的一首歌，歌名叫《雾里看花》，其中有这样两句歌词：“借我借我一双慧眼吧，让我把这纷扰看得清清楚楚明明白白真真切切。”我时常会想，一个人怎样才能拥有一双慧眼呢？我们究竟该如何去看待生活中的万事万物呢？琢磨的时间一长，自己也就有了一点体会，其实，要将事物看得清清楚楚，首先，必须得看事物的两面：一阴一阳。弄清了事物的阴与阳，纷扰的世界就变得明明白白、真真切切了。《易经》说：“一阴一阳谓之道。”什么意思呢？就是说万事万物，不管它呈现出什么状态，不管它有多复杂，归根结底，都不过是阴阳的变化，抓住了事物的阴阳，也就抓住了事物的根本。

天有阴阳，于是就有了白天和黑夜之分；
人有阴阳，于是就有了男人和女人之分；
山有阴阳，于是就有了山阴与山阳之分。
……

阳的能量具有这样的特征：温热、明亮、干燥、兴奋、亢进，一般来说，上面的、外面的、左边的、南方的、天空的、白昼的、春夏的、运动的等等，都具有阳的特性。

阴的能量具有这样的特征：寒凉、晦暗、湿润、抑制、衰退，一般来说，下面的、内部的、右边的、北方的、大地的、黑夜的、秋冬的、静止的等等，都具有阴的特性。

也许有人会问："罗博士，你说了那么多，养生究竟与阴阳有什么关联呢？"在这里，我就讲一个我亲历的故事，这个故事告诉我们养生如果不分阴阳，就会铸成大错。

前一阵子，我回了一趟老家，碰到这样一个病例，患者是我的亲戚，六十多岁，男性，他的病说起来很有些来历。我在北京的时候，这个患者就来过电话，他当时叙述的情况是心脏不好，胸闷，喘不上气来。有一天他从楼下走回家，突然嘴唇变白，胸中无比难受，呼吸困难，于是就叫了120急救车，在医院里住了若干天，问题还是没得到解决，他只好回到了家里。他给我打了几次长途电话，我都觉得不了解病情，无法下手。

这次回去，我只有登门看看，到底是什么病，这么严重。

一看之下，我也是大吃一惊，已是六月的天气了，只见他竟穿了两条裤子，一件长袖衣服，双手抱肩，显然是很冷。我给他诊了脉，脉象缓，重按无力；伸舌，舌质淡白。到这个时候，我就基本可以认定这是个寒证了。为什么呢？因为健康的人都是阴阳平衡的，而生病的人都是阴阳失去了平衡，前面我们说过，阳的能量具有温热、明亮、干燥、亢进等特征，阴的能量具有寒凉、晦暗、湿润、抑制、衰退等特征。大热天这位病人如此怕冷，这就表明他的身体已完全被阴的能量所控制，阳的能量已虚弱不堪了。《黄帝内经》说："阳虚则外寒，阴虚则内热。"

最明显的是他的手，手指都发青了，我一摸，双手冰冷。中医说"手青至节"是很严重的情形。我问了一下他的治疗过程，原来，他患病后先去的是我们那里一个西医院，入院后经检查医生说是严重的心肌供血不足，就开始打点滴，用上了治疗心脏病的药物（我也不知道用的是什么药），结果也没什么改善。于是他出院，去了一家中医院住院，这家中医院无比现代化，医生一看是心脏不好，马上就开始活血化瘀，给他开了很多点滴——现在很多中医院都是这样的思路，将活血化瘀的中药，用点滴注射进人体。这也许就是中西医结合吧！结果若干天后，不但症状没有消除，还加重了，病人出现了不能睡觉，每天晚上烦躁胸闷，而且没有胃口，每餐只能吃几口饭的情况。

记得当时亲戚给我打电话，我就推荐了该院我认为不错的一个医生。结果患者去了，该医生拒绝开药，说开不出汤药了，去找西医开点治疗心脏的药吧。亲戚听完这番话，心就凉了大半截，他觉得自己的人生之路快要走到尽头了。

于是他又去了西医院。西医告诉他要做冠状动脉造影，还要他做好做手术放支架的准备。患者听完，就一言不发，默默地回家了。

恰在这个时候，我回来了，看到刚才那一幕——他穿了双层的衣服，在屋子里仍感觉冷。而且他已经连续三天基本没睡觉，也没有吃什么东西，精神衰乏。他说自己有两次在凌晨三点的时候觉得熬不过去了，就打了120急救电话。

听完他的叙述，我心里很不是滋味，因为这在中医里面，是一个很容易诊断的阳虚之证，所有的指征都有了。西医我们就不说了，人家本来就没有阴阳寒热这个理论，所有的人来了都是那些药，可是我们的中医院为什么对阳虚视而不见呢？病人如此怕冷，这是明显的阴盛阳虚。阴盛之后，人就会变得抑郁烦躁，想死。因为阴的能量具有抑制的特点，它能让人的情绪低落，求生欲望降低。

我当时看到患者的手指都青了，很后怕，心想如果我不来，这些人继续给患者打点滴，不知道会有什么后果。我急忙告诉患者家属，赶快用一段葱白，再放入两调羹的白酒，加一杯水熬，开锅后五分钟就喝。这个要马上喝。同时，我还开了吴茱萸汤，这是《伤寒论》中的一个方子，就只有吴茱萸和党参两味药，再加上生姜和大枣，用来治疗阴寒过剩之证。吴茱萸是什么呢？唐代诗人王维有一首诗："独在异乡为异客，每逢佳节倍思亲，遥知兄弟登高处，遍插茱萸少一人。"王维诗中说的茱萸，就是我这里用的茱萸。大家可以从中看出，我们中医调理阴阳的思路非常简单，你不是阴盛寒冷吗？那我们就用一些温阳的药。葱白是热性的，白酒是热性的，吴茱萸是热性的，生姜是热性的，大枣也是热性的，在所有这些药材里，只有党参是性平的。

开完方子，因为还有别的事情，我就先告辞了。

第二天早晨，患者告诉我，喝完汤药后，晚上他睡足了八个小时，这些天的觉都补回来了，而且早晨也吃饭了，喝了一碗粥，吃了一点馒头。

接下来的两天，他的睡眠都很好，胸中烦躁也消失了，还可以自己走出家门去溜达。我特别问了一下还冷不冷，他说手已经变暖了，只是脚还有些凉。

服用了三服吴茱萸汤后，我又和他通了电话，他说症状基本消失了，即使下雨，天气很冷，他穿T恤衫也不觉得冷了，没有任何不适的感觉，每天都下楼散步。

这件事让我深深地体会到，阴阳对于人的健康有多重要，如果亲戚听那位西医大夫的话，给心脏做了支架，那将是多么大的一个浪费啊！

答读者问

angel1726 问：

罗博士，你的药膳汤真是太好了，我脸上就有黄褐斑，在当地看过中医，一周要花300元，一点效果都没有，按照你的方法，我调理了一个月，黄褐斑明显减少了，精力也比以前强了，同事们都说我跟换了一个人似的，相信这个方法能让不少女性受益，你真是做了一件大善事。

另外，我现在迷上了中医，想请教一下，我有一个朋友白天无精打采，哈欠连天算不算阳气虚？

罗博士答：

我写这本书的目的是为了给大家提供一个思路，千万不能照搬，每个人的情况不一样，调理方法也应该不一样，你用这个方法调理有了效果，证明这个方法符合你的症状，不符合症状的朋友，应该在当地医生的指导下调理。

你提的问题，有可能是阳气虚或者说肾阳虚。张仲景说少阴证“但欲寐”，什么意思呢？就是说人的身体白天是由阳的能量控制，晚上是由阴的能量控制。阳的能量主动，所以，白天适宜工作；阴的能量主静，所以，晚上适宜睡眠。但如果你阳的能量不够，身体在白天不能完全被阳的能量控制，那么阴的能量就会冒出来，阴主静，静则多眠，所以，这时人就会出现一种朦胧迷糊、似睡非睡、似醒非醒的状态。很明显，这就是阴阳两种能量在白天共同控制着身体。如何来调理呢？温经回阳，让身体内的阳气充足起来，只要阴阳的能量一平衡，疾病自然就消失了。

当然，白天无精打采、哈欠连天，也可能是夜里没睡好，这时就需要安神，只要好好睡上一觉，阴阳协调了，症状也就消失了。

新浪网友问：

有个问题想问问博士，我最近在用艾灸的方法调理身体，可我发现艾灸后上火比较明显，特别是会出现口干舌燥的感觉，还有就是失眠，我该怎样处理比较好呢？谢谢！

罗博士答：

人是由阴阳这两种能量组合而成的，阴阳这两种能量在身体内又可表现为寒和热，寒为阴，热为阳。中医最根本的原则就是调阴阳，身体内阴的能量多了，就让它少一点；身体内阳的能量少了，就让它多一点，只要阴阳平衡了，身体也就健康了。所以，中医在调阴阳这个原则的指导下，发明了很多方法，诸如寒则温之、实则泻之等。

艾叶是温性的，火更是热性的，所以，艾灸为温热疗法，对于寒证来说适合，对于热证则不适合。在中医发展的初期，人们曾经大量使用艾灸，但是后来有了辨证论治，就发现了这个问题。张仲景在《伤寒论》里面就多次论述错误地使用火热的外治法导致的津液损伤问题。张仲景的再三论述，说明当时这个问题也很严重，今天我们更要客观地看待此类问题。

从你的反应来看，你的问题应该是热证，人有了热证，再用温热疗法，这就好比火上浇油，所以，你才会上火、口干、失眠。调理是要对症的，症是什么？症就是身体内的阴阳状况。现在你身体内阳的能量本来就多了，再给你增加一点，阴阳就更不平衡了，所以，你可以选择其他的治疗方法，一切以对症为要。

第二章

阴阳是个总纲，寒热左右健康

人的身体内有两种能量：一为阴，一为阳。阴阳这两种能量必须平衡，身体才会健康。一个人如果身体内阴的能量多了，他就会感到寒冷；如果阳的能量多了，他就会感到燥热。《黄帝内经》说："阳盛则热，阴盛则寒。"所以，调阴阳先要从寒热开始，寒热平衡了，阴阳也就平衡了。

第一节
阴虚生内热，阳虚则寒

人的身体内有两种能量：一为阴，一为阳。阴阳这两种能量必须平衡，身体才会健康。一个人如果身体内阴的能量多了，他就会感到寒冷；如果阳的能量多了，他就会感到燥热。《黄帝内经》说："阳盛则热，阴盛则寒。"所以，调阴阳先要从寒热开始，寒热平衡了，阴阳也就平衡了。

有些人总爱将养生说得很神秘，说得让老百姓听不懂，其实，养生是很简单的事，只要你是一个知冷知热的人，你就知道该如何养生。天冷了，多穿一件衣服，天热了，脱掉一件衣服，这就是养生，也就是在调阴阳，阴阳协调了，就会百病不生。但是，如果你不知冷知热，让大自然中阴的能量进入了身体，就会打乱身体内阴阳的平衡，中医将进入身体内的阴能量称为"寒邪"，而把进入身体内的阳能量叫做"热邪"。如果一个人的身体受了"寒邪"和"热邪"，怎么办呢？办法也很简单，就是用大自然中热的能量将寒邪赶出体外，用大自然中寒的能量将热邪清理掉。寒邪和热邪离开了身体，身体内阴阳就平衡了。

中医虽然博大精深，但最终会落实到两个字上面：一个是寒；一个是热。寒是什么？寒就是身体内阴的能量多了，使阴阳失去了平衡。热是什么？热就是身体内阳的能量多了，使阴阳失去了平衡。一阴一阳谓之道，偏阴偏阳谓之疾。在中医看来健康的状态就是阴阳平衡，不冷不热。不健康的状态有两种：一是偏阴而寒；一是偏阳而热。所以，中医养生说到底，就是调整身体的寒热状态：你热了，我就让你冷一点；你冷了，我就让你热一点。

也许，有人会说，罗博士，你把中医说得也太简单了吧，真是这样吗？一点不假，真的就是这样。大家都知道，千百年来，中医存在着两大派别：一是温阳派；一是清凉派。温阳派侧重的就是一个“阳”字；清凉派侧重的就是一个“阴”字。温阳派认为“百病寒为先”，寒是疾病的起源，在此基础上，温阳派便想方设法纠正身体寒的状态，使用一些温阳的药物，比如干姜、附子等，来振奋阳气，使身体达到阴阳平衡。

清凉派则认为热是很多疾病的起因，热会灼伤人体的津液，为了保护津液，他们创立了清热解毒的方法，使用一些比如生石膏、大青叶、大黄等凉药，以此来纠正身体热的状态。虽然这些理论最初大多起源于外感病的治疗领域，但是也逐渐影响了内伤疾病的治疗。

不难看出，中医其实就像一个太极图，温阳派因为一个温字，它便成了太极图中的阳；清凉派因一个凉字，它便成了太极图中的阴。在中医的历史上，这两派不断地争论，也在争论中不断进步，它们分别从两个侧面丰富了中医的理论，共同演绎了灿烂的中医文化。我曾经写过那么多的古代中医大家，最深的感受就是：虽然这些医家从理论上总是属于某一派别的，但一旦遇到患者，他们的出手是灵动的。当遇到寒证的患者，他们一定会开出温热之药；如果遇到热证的患者，他们也一定开出清凉之药，所以他们才成为高明的医生。因为这一阴一阳，就是我们中医的根本，只有分清阴阳，才能“克敌制胜”。

中医非常伟大，它之所以伟大，是因为有阴阳；中医非常聪明，它之所以聪明，是因为有寒热之辨。大家都知道，西医看病先要化验，化验是起什么作用的？化验是在找细菌和病毒。然而，世界上的病毒千千万，而且还在不断变异，于是西医便借助科学技术的发展，发明了各种各样的检查设备，满世界地追捕病毒。但中医不这样，在中医看来，不管有多少病毒，只要人生病了，无外乎呈现出两种状态：一是寒，一是热。只要弄清楚病人身体处于何种状态，然后进行调理就可以了。所以，你去看中医，中医没有任何设备，他通过望、闻、问、切来诊断，其目的就是判断你身体是寒，还是热。下面，我就举两个例子来说明。

有一次，我到中央电视台下属的一个电视公司的 Z 领导家里做客，刚聊了几句，就听到楼上咳嗽的声音，然后他的儿子一路咳嗽着下楼了。

这个小伙子正在读高中，瘦高个儿，他一边咳嗽，一边冲我点头问好。

我很诧异，问：“怎么咳嗽得这么厉害？吃药了吗？”

Z 领导告诉我：“该吃的药都吃了，就是这个咳嗽，总是不好，已经有十多天了。”

我知道Z领导的夫人是搞西药的（她是专业出身），于是就问她，都吃了什么药。回答是：吃阿莫西林已经好久了，现在什么都不敢吃了。

这时，一家人都看着我，我心里想，反正刚好赶上了，就给看看吧，于是要了纸笔，问这个小伙子：“有鼻涕吗？什么颜色的？”

小伙子回答：“有，是像水一样清的。”

我稍微诊断了一下，心里就有数了，这是个寒证，就是说他身体内某个地方属阴的能量多了，处在寒的状态。我是怎么判断出来的呢？主要是通过鼻涕。鼻涕如果是像水一样清，这就说明身体内有寒，人们常说“冻得流清鼻涕”就是这个道理。倘若鼻涕是黄色的，而且比较浓稠，这就说明身体内有热。可是这个小伙子的寒在哪里呢？是在胃上、肝上还是在肺上呢？通过他的咳嗽，我判断寒在他的肺上。道理何在呢？《医学三字经》说“肺如钟，撞则鸣”，意思是说，人的肺就像一口悬挂着的钟一样，外邪轻轻一碰，它就会鸣响，这个鸣响的声音就是咳嗽和哮喘。知道了体内有寒，又知道了寒在肺上，调理起来就简单了，此时，只要稍微用一些温热的宣肺药把寒邪宣出就可以了。

于是我就开了方子，大致是：防风三克、荆芥三克、紫菀六克、款冬花六克、白前六克、百部三克。大家看，这个方子里防风是温性的、荆芥是温性的、紫菀是温性的、款冬花是温性的、白前是温性的、百部是温性的，中医的思路就这么简单——用自然界中温热的东西来驱散身体里的寒。

然后我还特别告诉他们，熬药的时候放入鲜橘子皮。为什么要用鲜橘子皮呢？因为橘子皮味辛。剥橘子皮的时候，用手一挤，里面的汁会发出一股十分呛鼻子的味道，如果飞进了眼睛，眼睛会非常难受。我这里用橘子皮就是借它的辛味，将寒邪从肺上宣散出去，况且橘子皮也是温性的。

没想到他们家人性急，说："我们现在就去买药吧！"

于是一家人马上开车去药店。回来熬药的时候，他们还特意让我看看橘子的个头，并且当着我的面煮了药。

调理肺部寒热的药，有个秘诀，那就是量不能大。有的医生开方子时喜欢每味药都开三十克，实际上有老中医传授过我，说肺经药，分量要轻，如果过重，则药过病所。的确有过这样的例子，有的医生开几十克一味的药，治疗肺经的病，毫无效果，结果老中医原方不动，只是每味药都换成了三五克，结果病人服后病立愈。

另外就是治疗肺经病的药（尤其是宣肺解表的药），通常要泡一下，浸透，再者是熬的时间要短，一般十分钟就可以了，熬时间长了，则味厚入中下焦了。这也是一个诀窍。

孩子喝下药后，因自己也忙所以就走了。等到第三天的时候，我在和平街北口的一个饺子馆吃饭，当时很晚了，人也很疲惫，突然接到一个电话，是Z领导打来的。他说孩子服药一天后，咳嗽立刻减轻，第二天就基本痊愈了，还说："看来剩下的药不用吃了，留着下次咳嗽再服用吧。"我忙解释，下次咳嗽一定要开新的药，因为这次是他身体内有寒，下次就不一定是了。我们一定要根据身体的寒热情况来调理，否则就会出麻烦。

人们常说中医很厉害，其实，厉害就厉害在辨证上，那辨证到底是在辨什么呢？辨的是阴阳，辨的是寒热。一句话，辨的是身体处于何种状态。只要弄清了身体的状态，调理起来就容易了。同样是咳嗽，但身体的状态可能完全不同。寒的状态，人会咳嗽，热的状态，人也会咳嗽；所以，中医强调一人一方，即使是同一个人，不同的时候，也要用不同的方子。上面这个小伙子，他咳嗽是因为肺部处于寒的状态，所以我给他用了温热的药；如果肺部处于热的状态，我们又该如何调理呢？

有一位老患者，是我一位同学的母亲。因这位同学在外地，所以老太太都是找我调理身体的，效果不错，因此她对我很是信赖。这一天，我跟她通电话，听到她说话有气无力的，而且咳声阵阵，忙问怎么了。她说这几天一直在咳嗽，吃了很多的药都没有控制住。我就立刻问她，咳嗽是否有痰，她说有；我又问痰的颜色，她说是黄色的块状痰。

这样我就明白了。但我给老人调理身体一直很谨慎，有的年轻人我通过电话就给开方子了，对老人则从来不敢，因此还特意跑到了她家里，给诊了脉，查了舌象，才敢开方子。

我断定她是外感导致的肺热不清，此时要清热利肺，就开了方子：双花、连翘、蒲公英、鱼腥草、枇杷叶、浙贝、杏仁、前胡。这个方子里面基本都是凉的药，完全是针对热证的。结果第三天我接到电话，她说咳嗽很快就被控制住了。

从这两个例子中大家可以看出，一个小伙子，一位老太太，他们同样患有咳嗽的毛病，但身体却完全处于不同的状态：小伙子是肺部有寒，老太太是肺部有热。试想一下，如果将他们两位的药互换一下，结果会怎样呢?

从医多年，要问我最深切的感受是什么，那就是：好的医生能够准确地判断阴阳和寒热，每次作为配角出现的庸医，都是在阴阳和寒热这样的大方向上搞错了，所以才沦为庸医。

我不敢说自己每次诊断都正确，但是我能够看到这里面的关键，在考博士之前，我就有这样的感受，只要是好的医生，一律都是辨证准确；患者躲着走的医生，一定是辨证乱七八糟。所以，我在报考博士的时候选择了中医诊断学，立志要好好研究这门学问。

第二节
健康不健康，寒热来主张

不健康的身体存在两种状态：一为寒；一为热。但值得注意的是，寒的状态和热的状态并不是静止不动的，它们时刻都在变化，寒热变化最突出的莫过于感冒。

以前，中医教材把感冒分成风寒、风热两种，我认为这是错误的，其实，风寒和风热不是感冒的不同类别，而是感冒的不同阶段。感冒都是由温度变化引起人体功能障碍导致的，每个人的每次感冒，都会经历风寒和风热两个阶段。

首先，感冒第一时间是给身体造成了一定的抑制状态，最明显的表现是体表发冷，要裹紧衣服，有的时候还流清鼻涕、打喷嚏，有人管这叫风寒感冒，其实，这只是感冒的最初阶段。为什么说这是身体的一种抑制状态呢？因为这时人体处于一种“不足”的状态中，气血不能供应体表，无法组织有效的低抗，因此这是一种“属阴”的状态。也就是说属阴的能量开始控制身体了，而属阴的能量具有抑制收缩的特性。我们在中学物理课上就学过：物体的特性之一是热胀冷缩。人体也一样，热了，身体就会向外舒张流汗；冷了，浑身起鸡皮疙瘩，身体就会向内收缩，这时人就会打喷嚏、流清鼻涕。

实际上，感冒的初级阶段，有的时候特别短，几个小时或半天就过去了，由于它太短了，所以很多人没有给予足够的关注。大家注意，这个体表发冷的阶段太重要了，此时寒邪还没有深入，身体的抵抗机能还有能力迅速将它清除出去，因此一定要抓住这个时机啊！怎么办呢？抢时间解除抑制状态！方法其实很简单，任何热性的食物、饮料都可以，有的时候，甚至一杯热水都管用。因为身体本来是由阴和阳这两种能量来控制的，但现在阴寒的能量开始变得强大起来，它想要独自控制身体。最直接的方法就是用温热的东西来增加身体内阳的能量，使阴阳重归平衡。通常，用大葱的根部也就是葱白，切一下，加几片生姜，在水里稍微熬一下，一开锅就好，不要久熬，因为要的就是它那种刺激的成分，用吴鞠通的话说是“香气大出，即取服，勿过煎，肺药取轻清，过煮则味厚入中焦矣”。这里要说明一下，葱白和生姜都是温热的食物，它们进入身体之后，会增加体内阳的能量，阳的能量充足之后，身体就会发热出汗，从而使身体内阴阳的能量重新达到平衡。为什么葱白和生姜又不宜久熬呢？因为此时寒气只停留在体表，属于肺经，肺经有寒应该宣。宣是什么意思呢？我们常说宣传宣传，意思就是说要向外扩散。什么东西容易扩散呢？轻的东西最容易扩散，比如空气。所以葱白和生姜轻轻一煮，气味轻清，进入身体之后，就像一阵热风狂吹，肺上的寒邪很快就无影无踪了。

我还经常让人用苏叶泡水，来驱散体表的寒邪。苏叶，也叫紫苏叶，药店有干的苏叶卖，各位可以在办公室里准备一小包，觉得自己快感冒了，身上突然发冷，立刻用开水泡一把，六七分钟后就可以喝了。

古代的时候是用麻黄、桂枝等药来解决这个问题，现在不大用了。但如果真是冷得浑身发抖，一点汗都没有，那还是要用《伤寒论》中的麻黄汤。通常用苏叶、葱白等就可以了，等到身上发热，不再觉得冷，就可以了。最好是能微微出点汗，但是不要出大汗，更不要马上就去风口站着。

还有个方法就是把热水袋放在被窝里，放在后背的肺俞穴附近，也就是靠近肺部的脊柱两旁。热水袋要不远不近，以免

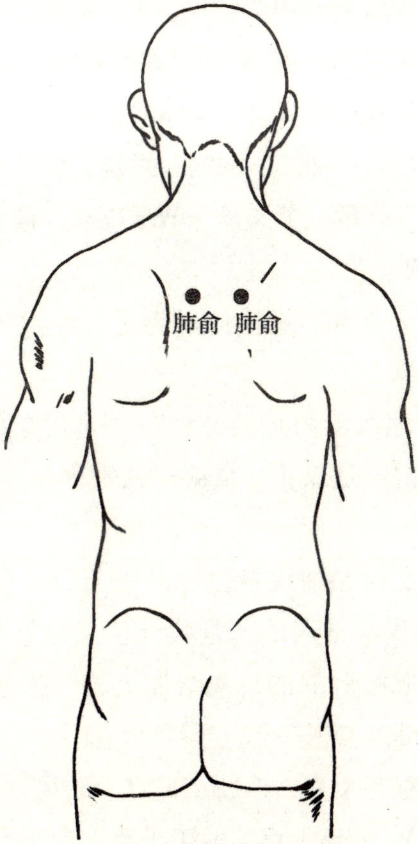

图二　肺俞穴位置示意图

烫到皮肤，这样睡觉可以帮助阳气生发，使体内的抑制状态得到改变。

这个阶段，就是中医说的外寒阶段。这个时候如果咳嗽，可以选用中成药通宣理肺丸。这个方子里面基本都是温药，可以帮助身体组织抵抗，切记不可以用寒凉的药物。

如果在外寒的阶段处理及时，根据我的经验，一天的时间就可以把感冒解除掉。但如果当时您没有注意调养，那么，寒邪继续深入，很快就会到内热阶段。

什么叫内热阶段呢？原来，随着外邪深入，体内的抵抗力量开始和外邪展开激烈的斗争，身体的很多地方都成了战场，此时的表现是一派热证：咽红、咽痛、发烧、骨节酸痛、咳嗽，等等；诊断指征是：痰黄、鼻涕黄、咽喉疼痛、体温上升。大家一定要记住这些指征。

这个阶段怎么办呢？扁桃体发炎了，开始咳嗽了，这些都让人无比难受啊！

此时要用清凉派清内热的方法。一个简单的药物组合是：双黄连口服液，内容是双花（金银花的别称）、黄芩、连翘，简称双黄连。

如果严重，我倒是建议各位自己去药店买草药来熬，下面这个药茶方子是我经常用的，是我外祖父王恩阁先生的方子。此方是用于治疗咽喉肿痛的，我给加上了一味苏叶，用来调理感冒初起，大家可以参考一下。

基本方是：双花十克、连翘十五克、防风六克、前胡三克、白僵蚕十克（捣）、公英十克、地丁十克、射干六克、苏叶六克

（苏叶在熬好药关火时再下，泡十分钟就可以）。如果咳嗽而且痰黄还可以加上浙贝母、枇杷叶各十克。

这个方子里面的白僵蚕对缓解咽喉疼痛效果非常好。熬好药以后，要像喝茶一样喝，随热随喝，不能一天喝两次就算了，连续喝才能使药力持续，所以，我管这个方子叫药茶方，要把它当做茶来服用。

此方用的是解外寒同时清内热的思路，是由张仲景的麻杏石甘汤的思路变化来的，比较有效。如果能让当地医生根据自己患者的体质有所加减就更好了，孕妇忌服。

既然是热证，为什么要加上解表的苏叶呢？这是我的经验，感冒基本上没有纯粹的热证，在内热的同时，一定有各种程度的外寒，因此要配合解表，否则效果不好。

如果真的全部都是内热证了，那这个病一定极其严重了。一般情况下，这样的中药喝几服，内热就可以解除了。

如果在内热的阶段处理及时，依我的经验，基本可以在两天内解决掉感冒（有些人症状的减轻过程会持续几天），而且绝对不会再发展。然而，现在一些人受西方的影响很深，认为感冒没有什么特效药，过七天自然就好了。不久前，我看中央电视台请了北京某大医院的三位大专家谈论感冒，其中的两位说："感冒就是回家多喝水，然后休息七天，自己就好了。人家美国人也是这样做的。"我听了之后，心里很不是滋味，论科学技术，美国肯定比我们发达；但论养生，美国就不如我们了，因为，我们有几千年的养生智慧。

第三节
如何清除身体的寒湿和湿热

疾病是一种状态，要么寒，要么热。这个寒热又可以与湿相结合，使身体出现寒湿和湿热的状态，最明显的表现就是寒湿感冒和湿热感冒。要弄清寒湿和湿热感冒，我们应该先来了解湿邪。

湿气从哪里来？它来自大自然，来自我们的体内。

大自然湿气重了，比如桑拿天、比如江南水乡，整个大环境湿气都重，就会使人体出现相应的变化。

我们体内的湿气来源也很多，无度地饮茶、吃得太肥腻了而导致脾胃不能运化，都会产生湿气；有时阳气不足，也会导致湿气无法化去——本来喝的水就不多，代谢得更少。

但是，湿气本身并不是感冒的病原体。我们称湿气为邪气，可湿气本身并不直接导致感冒，湿气的最大危害是让身体的运转异常，身体运转一异常，感冒病毒就会乘虚而入，最终使你患上感冒。

各位要了解：湿是六邪中唯一的有形之邪，其他都可以和湿结合，比如暑湿、寒湿、湿热、风湿，只有燥和湿相反，所以没有结合。

本来是“湿为阴邪，非温不化”，但是这么一结合，湿也就出来寒热了。所以，在治疗湿气引起的感冒时，也要分清阴阳。分阴阳的思路大家要记住，这是中医的原则。

如果寒气和湿气结合，导致人体功能紊乱，那么人体就会出现舌苔白厚、身体发冷、头晕头重、胸闷。最明显的是脾胃往往出现问题，比如腹痛、欲呕、腹泻，等等，此时感冒病毒乘虚而入，就会形成我们通常说的寒湿感冒（如果脾胃症状严重，我们也称为胃肠型感冒）。

这时该如何调理呢？中医的思路仍然是调阴阳，既然体内有寒，还有湿，我们只要将寒湿赶出去，身体阴阳一平衡，病自然就好了，根本不用去想办法杀灭感冒病毒。其实，到今天为止，西医也没办法杀灭它。这种感冒往往越是打抗生素就越重，很多人患上这种感冒后发烧，就去医院打点滴，结果，不仅高烧不退，人还越来越虚。

大家从这一点可以看出中医养生和西医的不同，中医注重的是调理自身的状态，西医注重的是杀灭感冒病毒。为了更形象地说明这个问题，我们不妨将病毒比作小人，西医对待小人的方法是赶尽杀绝，不留后患，但小人能杀绝吗？不能。古往今来，小人总是层出不穷，而且更重要的是，你在杀灭小人的过程中，自己还会惨遭损失，历史上无数英雄没有战死沙场，最终却倒在了小人面前。西医治病就是这样，西药在杀死病毒的同时，也有可能毁坏了自己的身体。

那中医是如何对待小人的呢？中医认为一个人的周围之所以存在小人，是因为这个人的品德不好，比如他好虚荣、有贪欲、自私、嫉妒心太强等，这就如同他的身体有寒湿一样，本身就处在不平衡的状态，才给了小人可乘之机。那么，怎样来对付这些小人呢？方法很简单：一是不理睬它，不与它纠缠，也不想着如何去消灭它；二是迅速纠正自己的过失，调和阴阳。阴阳一调，身体运转正常了，小人一看，原来这是一位正人君子，他不与我纠缠，太没趣了，于是，小人就会扫兴离开，再去寻找别的人了。

智慧的人身边没有小人，因为他不给小人可乘之机，有时小人会蓄意进攻，造谣生事，但智者总是不理不睬，时间一长，谣言自消，所以，谣言止于智者。同样的道理，善于养生的人也从来不给病毒可乘之机，因为他们身体内的阴阳总是处于平衡的状态，偶尔失调，他们稍一调整，就能让身体恢复平衡。就以这个寒湿感冒为例，西医的思路是杀死病毒，中医的思路则是祛除体内的寒湿，不与病毒纠缠。在宋朝的《太平惠民和剂局方》里，老祖宗为我们提供了一个非常智慧的药方，叫藿香正气散。藿香正气散里有广藿香、紫苏叶、白芷、白术、陈皮、半夏曲、厚朴、茯苓、桔梗、甘草、大腹皮、大枣、生姜。这个方子里面，广藿香是祛湿的，它通过香气来振奋体内的阳气，从而驱散湿气，白芷也起这样的作用；苏叶和生姜是温阳的，可以把寒邪赶出去；茯苓和大腹皮是泄湿的，可以把湿气排泄出去；陈皮和厚朴是行气的，用来振奋气机。整个一个方子都是在纠正身体寒湿的状态，而没有一味药是针对感冒病毒的。那么这个方子有效果吗？

举个例子，我有个朋友的妻子是位演员，有一天突然她给我打电话，说他们夫妻两人一起去南方旅游，结果刚到家她就开始泻肚子、发烧，非常难受，她害怕得不得了，问我怎么办，是不是要去医院打点滴？我当时在电话里分析了一下她的情况，就问她，还能行动吗？她说还可以，于是我就让她下楼去买藿香正气软胶囊服用。

结果第二天，她就告诉我已经基本没有问题了。

见效就是如此之快。

使用藿香正气有个诀窍：如果这个人泻肚子，那么最好服用藿香正气丸或者软胶囊，因为这样药力可以偏下；如果是呕吐，最好服用藿香正气水，因为这样药力偏上；如果又吐又泻，则两者都用，这是我在应用中得到出的经验。这个经验很管用，我身边的朋友受益匪浅，后来我发现很多朋友都能自己识别寒湿感冒，并进行调理了。

另外的一种是湿热感冒，一般出现在夏季桑拿天。症状往往是发烧，头晕，头重如同戴着帽子，有时也微微发冷，怕风，胸闷，尿不多且黄，最明显的指征是舌苔满布，有时还会呈现为淡淡的黄色。

此时，我们的治疗原则是：祛湿同时清热，但切记不能用解毒的药物，因为湿气不除，解毒是没有多大作用的。

这个时候用清代名医吴鞠通的三仁汤比较好，我在《神医这样看病》中写过这个方子的应用。其实，这个方子也是一点杀灭感冒病毒的东西都没有，就是杏仁、白蔻仁、薏苡仁，这三仁，加上半夏、滑石、竹叶、厚朴、通草这几味药。如果舌苔黄，也可以少少地加入黄芩、黄连，但是量一定要少，三五克就可以了。

这个方子里的三仁都是祛湿的，其中杏仁开肺气，中医认为肺为水之上源；白蔻仁开中焦之气，薏苡仁泻下焦水湿。水湿一去，身体自然就恢复了。

根据我的体会，湿热感冒用三仁汤以后，恢复得极其迅速，往往是一两天就能解决问题了。

那么，该怎么预防寒湿感冒和湿热感冒呢？

第一，不要受寒。晚上的时候注意不要让寒邪侵袭到自己，对天气的转变有个认识，要有准备。

第二，注意湿气的影响。在经常下雨或湿气重的地方，要注意祛湿，怎么祛呢？可以去调料店买点白蔻仁，在菜快要做好的时候放入几颗，花椒等调料也别忘记放，因为这些都是燥湿的药物，可以提高我们机体的抗湿能力。

第三，注意锻炼。锻炼身体是提升阳气的关键，锻炼时出汗也是排除湿气的重要手段，而且在锻炼过程中，身体气血运行加快，这也是提高身体各个系统功能的一个好机会。

如果患了寒湿感冒或湿热感冒，又该怎么处理呢？

这类感冒，开始时多是鼻子声音重、流清鼻涕、打喷嚏、头重，这些都是寒湿重的表现，因此，可以用藿香正气水来治疗。我一般让患者自己熬一点生姜汤，具体方法是，切几片生姜，熬一碗水，开锅两三分钟即可，然后把藿香正气水兑入，一起喝。藿香正气水是祛湿解表的，对于体内有湿气、同时外表受寒的人有很好的效果。一般喝一天就该有效果，如果没有，那您就很可能是其他证型的感冒了。

假如开始的时候没有注意，痰开始变黄了、发烧了，情况就不一样了，这说明体内已经有热。这时候证型就复杂了，是有外寒、内热，加上湿气。

此时要用藿香、佩兰、薏苡仁等药物来祛湿；同时用双花、连翘、蒲公英、地丁来祛内热；再加上生姜、苏叶等药来祛外寒。总之，要分成三个方向来调治，这样才可以驱散邪气，让身体恢复阴阳平衡。

第四节
一朝寒气一身病

寒是万病之源，身体处于寒的状态，各种疾病就会接踵而至，轻则感冒，胃寒胃痛；重则手脚冰凉，脾肾阳虚。所以，中医说“一朝寒气一身病，一日不散十年痛”。

先从一个例子说起吧。

前几天，一位朋友突然来电话，叙述了自己母亲的病情，听完她的电话，当时我就紧张得出了一身汗。倒不是我大惊小怪，主要是这位朋友的胆子太大了，她从我的书里抄下了一个方子，直接就给自己的老母亲用上了，这能不让我紧张吗？情况是这样的——

她的老母亲，已经八十六岁了，突然心脏病发作，夜里尤其厉害。她在当地请了很多医生，却没有什么效果，医生们对此都表示爱莫能助。

家人都绝望了，但这位朋友发誓不能放弃，当时她手里正好有我的书——《神医这样看病》，于是，她做了一件让我非常紧张的事。因为知道我非常忙，她怕打扰我，就拿着我的书反复地对照母亲的病情。因书里面写过张仲景的炙甘草汤（也叫复脉汤），这个方子专门治疗气阴两虚引起的“心动悸，脉结代”，其中包含了现代医学中的各种心律不齐等情况。她当时拿着这个方子，反复对照，最终认定自己的母亲就是这个问题，于是，就在北京给湖北老家打电话，让家人给母亲试着服用一下。

结果，服用一剂后，奇迹发生了，母亲居然立刻转危为安。连着服用了十四天，母亲基本恢复健康。

那我又为什么紧张呢？

原来，到了第十五天，她的母亲突然再次发病，夜里发作得非常厉害，大家惊恐不已。这个时候，她才打电话给我，并告诉了我前面发生的事情。

我当时就批评了她，不能这样处理，我在书里写的方子，只是提供一个思路，是我的经验，但每个患者的情况会有不同，请务必在当地医生的指导下使用。这次之所以幸运，也多亏她细心，判断得正确，如果换一个粗心的人，判断错了那就糟糕了，这样的事万万不能做。

她诉苦说，在当地跑了好多家大医院，中医也请了，实在是没有效果，医生都束手无策了，没有办法啊。这也让我无语，其实老祖宗给我们留下了那么多的良方，只是大家没有都掌握啊。

她的老母亲在湖北老家，我只能通过她的转述来分析情况。她的老母亲发病，最大的特点，就是夜里发作得厉害。听了这点，我大致就清楚了。有的疾病虽然很复杂，但我们只要从阴阳两个方面去把握，就能清晰地抓住症结。

我们身体内的阴阳二气，在白天和晚上是有不同分工的，白天阳气主事，夜里则是阴气主事。一个阳气虚的人，在白天的时候会好一些，因为白天自然界阳气旺盛，我们体内的阳气虽然弱，但是借助外界阳气的帮助（比如阳光），还能和体内阴气抗衡，暂时达到阴阳平衡。这个应该很容易理解，比如阳气不足的人，白天在太阳下一晒，也会觉得跟没病似的，因为阴阳暂时平衡了。但是到了夜里，自然界的阳气都收藏起来了，四周都变凉了，这个时候阳气不足的人，就很容易出问题。因为他体内的阳气很难与旺盛的阴气抗衡。

分析了这些情况，我就明白老太太一定是阳气不足，才会导致夜里心脏病发作。这个炙甘草汤是滋养心脏的方子，里面的药物有：炙甘草、阿胶、麦冬、生地、火麻仁、桂枝、人参、大枣、生姜、黄酒。其中阿胶、麦冬、生地等是滋阴的药；桂枝、人参、黄酒、生姜等是温阳的药，这是一个双向调节的方子，正因为如此，所以前十四天的调理使老太太的心脏恢复了。

那么，为什么第十五天又出现问题了呢？是什么影响了老太太的阳气呢？我想了想，莫非是天气的因素？于是让朋友打电话问家里，最近湖北的天气，是不是突然变化了？她打完电话后，非常吃惊地问我："您怎么知道啊？那天天气确实突然冷了。"

一个医者，治病的时候，要考虑的不仅仅是患者自身的情况，一定还要考虑更多的东西，除了从五运六气等方面考虑大的气候变化，更要注重当时、当地的气候情况。正因为当时湖北天气突然变冷，寒邪比较盛，侵袭到了老人的阳气，这样，她体内本来刚刚出现的阴阳平衡状态，又被打破了。于是才又出现心脏病发作的情况。

阳气一虚，体内的水湿就开始泛滥，这就像阴天时我们四周水气重一样。我们的心脏属火，火微弱了，水气就容易泛滥，蒙蔽心窍，心脏自然就出问题了。怎么办呢？我的方法非常简单，炙甘草汤滋阴和温阳的药物都有——把温阳药物的剂量加大就行了。

我告诉她，把方子里的桂枝变成十二克（原来是六克），人参变成十二克（原来是九克），加入茯苓十二克来祛湿。大家看看，张仲景的方子就是这么奇妙，它像一个跷跷板，调阴阳的药物都有，要想保持跷跷板的平衡，就看我们怎么巧妙使用了——阴气盛了，我们就增加温阳药的分量；如果是阳气盛了，我们就增加滋阴药的分量。

结果，这个方子服下去以后，老太太再次立刻转危为安。

在写这篇文章的时候，我特意打电话问这位朋友，老人家现在怎样了？她说从那次调理以后，老人家的情况一直很稳定。

她又说了一番话，让我非常感动。她说，自己的老父亲也八十多岁了，这次治疗让他感觉无比惊奇——距离那么远，居然如此准确有效。老人说自己年龄大了，不能来北京当面致谢，但他说："一定要把罗先生的名字告诉我，我会永远记住这个名字的！"

这是让我最感动的一句话，我给朋友们帮忙，是不求任何回报的。我从来不收任何礼物，有的朋友大老远带来礼品，我都让他们带回去；有硬塞给我的，我都立刻回送相应礼品，以求心安。对我来说，最好的回报，就是他们恢复健康后发自内心的感谢。就像这位老人，他说会记住我的名字，这让我无比感动，这就是最好的回报了。

除此之外，我觉得，是这位朋友的孝心感动了天地，才有此回报。在最危急的时候，能够力挽狂澜的，一定是我们心中最精纯的那颗孝心，世间没有比这个更能令天地动容的了。

精诚所至，金石为开，一个人只要抛弃了私欲，以赤诚之心面对天地，那么，这个世界上就没有克服不了的困难。做事是这样，养生更是这样，只要我们静下心来，认真体会身体的状态，就一定能弄清自己身体的阴阳寒热。

第五节
调阴阳的方法之一：寒则温之

前些天，我正在家里整理资料，突然有个兄弟打电话来，说自己闹肚子了，很严重，“泻得哗哗的”，问我该怎么办。我是这些兄弟们的救火队员，一般有了问题，他们都会打电话给我，力求最快地解决问题。

一说闹肚子，一般我们都会考虑是不是吃坏了，这是一个惯性思维。当然，有的时候，我们吃坏了自己知道。比如，很多人在吃的时候，就觉得味道不对，但是硬吃下去了，结果闹肚子了。还有的时候，是不是吃坏了，自己也不知道，比如食物并没有腐败，别人吃了也没多大事儿，可是自己腹泻了。

我这位兄弟就是这样，自己分析了半天，也没找出原因。最后，还是决定服一些消炎药来解毒止泻。结果呢？无效。

其实，他说完后，我就分析出问题在哪里了。因为，这一个月，寒流不断地袭击北京，北京的气温一度下降到零下十几摄氏度，这是以前很少遇见的。我们的身体，平时阴阳是平衡的，但外界气候的变化会影响我们体内的阴阳，当外界天冷了，我们要多穿衣服，保护阳气，使阳气不被寒邪伤到，这在《黄帝内经》里面叫“闭藏”。只有把阳气“闭藏”好了，“无泄皮肤”，我们的阴阳才能保持平衡，才不至于生病。如果我们对阳气保护得不好，阳气被伤害到了，那么，阴阳失衡，疾病就出现了。

我在分析病情的时候，非常注重当时的天气，这是一个重要的因素，因为人是与天地相参的，四时阴阳的变化，一定会影响到我们人体的健康。这位兄弟，平时开车，老觉得坐在车里寒邪就伤不到自己，穿得也不多。可您总有走路的时候吧，这个时候，寒邪就乘虚而入了。我分析他就是裤子穿薄了，寒邪直接侵袭了脾肾，导致脾肾阳虚。脾肾阳气不足，无法温暖身体，就会腹泻。我告诉他去买一盒附子理中丸，先服用一丸，看看效果如何。

结果，第二天他就打来电话，说一丸下去，肚子立刻就感觉到了一股暖流，非常舒服，很快腹泻就止住了。

有人看到我开金银花、连翘、生石膏，就说我是“清凉派”的；有人看到我开干姜、附子，就说我是“温阳派”的。其实，在我的心里，并没有学派之分，我只知道，我们身体里面有阴有阳，我们必须要调整阴阳平衡，阴盛用阳药，阳盛用阴药，这就是平衡之道。

对于寒邪的治疗，原则就是寒则温之。在这个领域，中医的“火神派”理论很有建树，附子理中丸就是很好的一个例子。这个附子理中丸，在所有的药店都可以买到，是个最常见的方子，虽然常见，我们却未必了解，也未必会用。

顾名思义，附子理中丸的主要成分是附子和干姜，中医说：附子非干姜不温。这两味药一个是干柴，一个是烈火，它们碰到一起，立刻就会熊熊燃烧。如果脾胃受凉，用附子理中丸的热火一烤，寒邪很快就会消失。

人很容易受寒，在凉水里嬉耍，腿部着凉了，下肢就容易受寒；喝了很多的冷饮，自个儿把寒邪灌进了身体，肚子就会受寒疼痛；穿得太少被冷风吹到，胃脘就容易受寒。

人被寒邪伤到脾胃以后，一般都会肚子痛或者胃痛，同时还会出现上吐下泻的情况。这个泻大家要注意了，很容易和热泻混淆，中医教程一般说热泻的大便是黄褐色的，冷泻是泻下青白，但在临床中这不是绝对的，很多冷泻的患者泻下的也是黄褐，一定要看发病的诱因是什么。

对于这种脾胃受寒的情况，我常用附子理中丸，一般只服一丸，病症立刻就会缓解，最多两丸。如果没有效果，那就不是这个问题，后面就不用吃了。如果是寒邪为患，一般两丸一定见效。那么，一定会有人问，附子究竟是味什么样的药呢？

附子是中药里面热性最大的药物。一提起附子，我总是想起上学时，讲伤寒的郝万山老师讲过的一个故事，他说自己做学生的时候，跟老师上山采药，在最背阴的山沟里，找到一种植物。他想，这是什么植物呢，生长在这么阴冷的环境里？一问，原来是附子，它虽然大热，生长的环境却总是最阴冷的背阴面，郝万山老师很抒情地赞叹：附子啊，附子，你就是在这么寒冷的环境里，锻炼出了最能抵抗寒冷的能力啊！

由于附子的热性大，所以它是“火神派”最重要的“武器”之一，它不仅能驱散脾胃之寒，而且温补肾阳的能力也非常强。但有一点值得注意——附子含乌头碱，有毒，具心脏毒性，但煎煮两个小时以上，乌头碱就会被破坏。因此，如果方子里面有附子，就需要先煎四十分钟，再下入其他的药物，这样就安全了。

中成药附子理中丸中的附子是经过处理的，大家可以放心服用，只是孕妇一定要在医生的指导下服用。

第六节
调阴阳的方法之二：热则寒之

一个人感觉不舒服时，常常会想：“我是不是受寒了？”“我是不是受热了？”这非常有道理。体内有了寒，会生病；同样，体内有了热，也会生病。体内有了寒，调理的方法就是寒则温之；体内有了热，调理的方法就是热则寒之。其实，中医的道理就这样简单。下面，我就以鼻炎为例来做说明。

鼻炎虽不是大病，但却有四大讨厌之处。第一就是头昏，小孩子有了鼻炎，整天头脑昏沉沉的，会影响上课听讲；第二是鼻涕声大，如果旁边刚好有吃饭的人，闻声立呕；第三是费纸，刚买的卫生纸，二十多元十卷的，转眼就没了，家人直纳闷，怎么用得这么快？第四是打喷嚏，早晨起来，先来它二三十个喷嚏，搞得家人本来不想起床的，都从梦中惊醒。所以，患鼻炎很苦恼。到医院治疗吧，偏偏这个病中西医都不擅长。有些人治疗很久，花了很多钱，结果效果却不明显。

那么，鼻炎到底是怎么回事儿呢？

原来，鼻炎起初大部分都是寒邪导致的，时间长了，它就会入里化热，所以，鼻炎有两种情况：一为寒；一为热。有意思的是，有时寒邪在体内停留很久，也不化热，这种邪气与人体正气共存的情况，往往是因为人体正气不足，不能驱邪外出，结果就跟大金国和南宋似的，两边共存上了。等到天气一凉，坏了，本来正气和外邪还能平衡，此时开始倾斜了，正气往往抵御不了外寒，于是鼻涕横流，喷嚏不断。

举个例子来说明吧。

一天，有位老朋友打完电话直接就开车来到我家。这位朋友是学医的，搞影像学检查，自己经营着一家很大的公司，是一位成功人士。

等到了我家，我才知道他为什么这么着急，因为他的鼻音很重。他说自己每到秋天就开始犯病，鼻炎很严重，喷嚏、鼻涕都不断，眼睛鼻子过敏，去协和查过敏原，胳膊上划得一条条的，查出对很多东西过敏。

西医的理论是，你对什么过敏，避免遇到这个东西就好了，比如对花生过敏，就不要碰它。对此，我国著名中医专家王琦教授对我说："有的女性对精子过敏，造成不孕，难道要把丈夫扔掉吗？"

中医的理论是，你可能对很多东西过敏，但我认为这是你体内的阴阳失调了，如果我给你调整过来，你就对那些东西不过敏了。

诊断完毕，这位朋友就问我，该怎么治疗呢？

我说，不用开方子了，我送你一本我写的书吧。

于是，我就送了他一本《神医这样看病》，然后，在写着黄元御的桔梗元参汤那页夹了一张书签，告诉他，就是这个方子，回去买五服。

黄元御是清代的高人、乾隆皇帝的御医，他认为鼻炎是身体阴阳失调造成的气机升降失调。这个桔梗元参汤的方子是：桔梗九克、元参九克、杏仁九克、橘皮九克、法半夏九克、茯苓九克、甘草六克、生姜九克，可以升降气机，祛除寒邪。专门治疗鼻涕清那种类型的鼻炎。

如果鼻涕是黄的，他的方子就换成了五味石膏汤：五味子三克、生石膏九克、杏仁九克、法半夏九克、元参九克、茯苓九克、桔梗九克、生姜九克。里面加了点清热的药。

那么，这两个方子有什么区别呢？

黄元御的方子非常注重气机的升降，这两个方子都是升降气机的，其中茯苓祛湿，助脾气生发；半夏助胆胃之降；杏仁降肺气；甘草守中。这是黄元御的基本思路，他认为人体气机升降会形成一个圆圈（关于这个圆圈的叙述，我们会在第八章详细分析）。

如果鼻炎患者流出的鼻涕是清的，这说明他体内处在寒的状态，也就是阳气不足，阴阳失衡，阳气的一方无力支撑了。所以，黄元御就用了橘皮，橘皮是辛温的，可以向外清透寒邪，寒邪出去了，我们的阳气自然就可以恢复了。

如果鼻涕是黄色的，这说明体内有热，也就是阳气太足了，使阴液受到了伤害，阴的一方无力支撑了。所以，黄元御就用了生石膏，生石膏是一味凉药，可以把热邪透发出去，这样，我们体内的阴阳就又获得了平衡，重新回到了健康的状态。这就是热则寒之。

很多读过黄元御的书的人，照着这两个方子自己服药，多年治疗无效的鼻炎立刻就减轻大半，甚至痊愈。这说明，古人经过了很多临床总结，早就为我们积累了好多方法。

那么，我的这个朋友后来怎样了呢？

前两天，他给我来了电话，说吃了四服药以后，喷嚏消失了，鼻涕不见了，过敏的情况没有了。问我接下来怎么办？

我说，再买几服巩固一下。

在写这篇文章之前，我特意给他打了一个电话，问他服药以后的感觉，他说基本没问题了，喷嚏、鼻涕、鼻子的声音都正常了，这个鼻炎已经好了，也不用再躲避什么过敏物体了。

我之所以敢公布这个方子，是因为里面的药物，除了半夏，剩下的多为药食同源之物，很安全，有鼻炎的人可以在医生的指导下尝试一下。注意孕妇不要服用。一般服用三服就该见效，如果没有任何效果，就不要服用了，那说明不对症。如果见效了，服用六服就差不多了。

第七节
中医的最大秘密：藐视敌人，强大自己

很多朋友问，中医对“甲流”有什么办法吗？

其实，这涉及一个中医如何处理瘟疫的问题。

我们以清朝温病学家王孟英为例来说吧，他特别擅长治疗疟疾。疟疾是由一种叫疟原虫的微生物引起的瘟疫，古代中医对此办法不多，康熙皇帝患了疟疾，御医们毫无办法，最后还是传教士用秘鲁的草药金鸡纳霜给治好的。

可是，王孟英治疗疟疾却手到病除，成为了中医里面的一个特例。王孟英自己说过，“四十年来，治疟无难愈之证”。

我们来举个例子，有一位张先生患了疟疾，他的症状是：寒少热多，每间隔两天发作一次，发作两次后人就消瘦了下来。

张先生觉得有些不对头，就赶快托人把王孟英请到了家里。

王孟英来了后，一诊脉，也皱起了眉头，说：“您的脉是弦细脉，而且脉搏跳得比较快，这是体内有热啊。你的病都在什么时间发作？”

张先生急忙回答：“都在子夜发作。”

王孟英：“还有什么症状吗？我看你的嘴唇有些干啊。”

张先生突然想起来了：“是啊，就是嘴特别干，总想喝水！”

王孟英点点头："明白了，你这是足少阴热疟啊，疟邪已经侵入了肾经，所以只发作了两次人就突然消瘦了，千万不要轻视这个病啊！"

张先生顿感事态严重，忙点头："我也知道来者不善，所以才急着找您啊，您赶快看看该怎么办啊？"

王孟英说："我这里有对症的药物，但是有个条件，您答应了，我才给您开方子。"

张先生很奇怪，心想这位还挺怪啊，开方子还讲条件？急忙回答："您说吧，什么条件？我一定答应。"

王孟英说："我这方子您直接服用就可以了，千万别再找其他的医生商量。"

张先生很纳闷，忍不住问："为什么呢？"

王孟英笑了："他们看我这个方子简单，一定说这方子不是治疗疟疾的啊，所以一定会给你乱加上些所谓的抗疟疾的药物，那这个方子就乱了。所以，您就只管自己服用吧，别告诉别人，好吗？"

这位张先生早就知道王孟英是高手了，于是欣然同意了。

王孟英就开了药方：元参、生地、知母、丹皮、地骨皮、天冬、龟板、茯苓、石斛、桑叶。里面的几味药主要是用来清热、滋阴的，没有一味药是所谓的抗疟疾的药。

喝完一服药以后，张先生就开始等着疟疾发作，可是左等右等疟疾它也没发作，怎么回事儿呢？文献记载"一剂疟即止"，也就是说，只服用了一次药，这个疟疾就好了。然后王孟英又开了点滋阴的药物善后，这个病就算痊愈了。

大家也很吃惊吧，这药只服用了一次，病就好了。

王孟英治疗疟疾有个特点，就是他只根据患者每个人的身体状况来开方子，每个人的方子都不相同，但是传统用来治疗疟疾的药物，什么常山、青蒿、柴胡等药，他几乎不用。

原来，这里面竟然隐藏着中医养生治病的一大秘密！

要搞清楚这个秘密，我们首先要回答三个问题，第一：王孟英是否看到了疟疾的病原体疟原虫？

回答是：没有。

虽然我们古代中医一直想弄明白，这个疟疾到底是什么引起的，但因为那个时候没有显微镜，中医始终不知道是什么引起的疟疾。疟原虫的发现是在王孟英去世以后，在1880年由一个法国医生发现的，他也因此获得了诺贝尔奖。

第二：王孟英是否知道疟疾是由外来的因素引起的？

答案是肯定的。中医虽然没有找到疟疾真正的病因，但古人一直都知道这是外来的因素，比如明代的医学家张景岳就提出了“疟邪”是疟疾的病因。

那么第三个问题就来了：既然没有看到疟原虫，仅仅知道这是外来的致病因素，在这种模糊的情况下，我们的中医是怎么治疗这种疾病的？

答案是：我们的古人聪明，虽然没有显微镜，也看不到疟原虫，但正因为我们看不到它，才逼得我们不去管病原体，而是更重视病原体作用的对象——人体。

也就是说，病原体和人体这两头，我们主抓一头。

中医认为，人体的自我修复能力是很强的，驱除病邪的能力也很强，所以当我们的身体自己不再起作用时，就是有什么东西阻碍了它的运转，只要把这个东西给拿掉，把这个问题给调整好了，那么身体就能依靠自己的力量把病邪驱除出去。

这就是王孟英在治疗疟疾时使用的方法，他并不直接使用抗疟疾的药物，而是分析患病的这个人——看到你阴虚，就给你滋阴；看到你有瘀血，就给你化瘀；看到你阳气不足，就给你补阳；看到你水湿重，就把你的水湿泄出去，总之是着重调理你自身。等身体运行正常了，自身的抵抗能力上来了，你自己就能够把外邪抗击出去了。

或者说，中医是看病邪在你的身体上引起了什么反应，如果引起了热证，那我们就帮你把这个热给去掉，保持你的寒热平衡，然后让你的防御系统能够正常运转；如果引起了寒证，那我们就用热药帮助你的身体亢奋起来，组织抵抗寒邪。

就像前面讲的张先生，王孟英根本就没有管它什么疟疾，只是看到这个人阴虚有热，就给他滋阴，同时清热，也就是说，在王孟英的眼里，他看到的是阴阳，他不知道外界的邪气是什么，只管调理患者体内的阴阳（具体落实在寒热之上）。等阴阳平衡了，他的身体自己就把这个疟疾给抗击出去了。

打个比方，就好比你的军队面临外敌，中医并不是直接派兵去帮你消灭外敌，而是看你自己的部队有什么问题，给养不够就补充给养，武器不够就补充武器，然后让你依靠自己的部队去和敌人作战，消灭敌人。

这是一个以人为本的原则，不管病邪如何千变万化，最后你总要作用到人的身上，所以我只看你在人体引起什么变化，我调整这个变化，让人体摆脱你的影响，自己恢复抵抗能力，这就是中医的一大秘密。明白了这个秘密，中医就不再神秘了，其实，就是这么简单，中医更相信的是人自身的能力，所以，《黄帝内经》才说了那句著名的话——“正气存内，邪不可干”。

不难看出，中医和西医是从两个角度来对待疾病的，西医选择的角度是外在的病原体；中医选择的角度是内在的身体。角度决定深度，从中医的角度来看，我们可以把疟疾作为一个代名词，实际上，换成任何一种我们不了解的陌生传染病，其思路都是一样的。

在抗击“非典”的过程中，钟南山院士采用的大剂量激素的方法，其实也是用激素来提高人体的运转能力，激素并不能杀灭病毒，最终杀灭病毒的，是人体自己。

总之，西医看病是杀灭病毒，中医看病是调理阴阳，阴阳一调理百病消，所以，中医最适合用来养生。

答读者问

剑胆问：

罗博士好，看你的文章觉得很温馨很感动，更有收获！以前自己就分不清风热感冒和风寒感冒，更别说寒湿感冒和湿热感冒了。我非常认同博士关于感冒一般都是外寒和内热共存的观点，最近一次比较重的感冒就是按博士的思路自己调理好的！谢谢！

想问一个问题，我一吃硬一点的东西，胃里就感觉不消化，像有什么搁在那了，胀气、胁下窜痛，能试着吃点附子理中丸不？

罗博士答：

这种情况应该是食积不化，一般是中气不足引起的运化无力，你可以做饭时刻意将锅底的饭烧焦，然后冲水喝；也可以去药店买些焦三仙。焦三仙由焦山楂、焦麦芽和焦神曲组成，其中，焦山楂消肉食之积；焦麦芽消谷食之积；焦神曲消米面之积。还可以用莱菔子，也就是萝卜籽，它具有下气导滞的作用。如果是孩子，可以用炒鸡内金，鸡内金具有很强的消积化瘀的作用。我觉得附子理中丸似乎不大对症。

珠海林问：

想问您一个问题，去年夏天，有一天晚上下雨，我没盖被子，第二天肩膀就很痛，后来只要天气稍微一凉肩膀就很痛。我应该怎样彻底祛除体内的寒气呢？我听父母说，肩膀一凉就是一辈子的事情呢。罗叔叔，您有办法吗？

罗博士答：

朋友，这应该不仅仅是寒气，还有湿气进入了体内，一定要用药把寒湿清除出去，这样才稳妥。清除寒湿的方子一般的中医师都会用，你可以就近求访。我还有个方法，就是用中药泡脚，比如，用透骨草三十克、伸筋草三十克、苍术二十克、桂枝十克、生姜十克熬水，泡脚四十分钟，每天坚持，并配合当地医生开的药物，可以很好地驱除寒湿。

1349040302 问：

罗医生，您好，我今年六十岁，近一年来左腹肚脐左六寸处感到不适，但是不疼，用热水袋敷过感觉会好一些，大便正常，请教一下这是怎么回事？

罗博士答：

您好，如果用热水袋热敷以后缓解，这说明您体内有寒或者是瘀血，具体的情况我还没有办法分析，建议找当地的医生看看，是否有瘀血的指征，比如舌脉方面，如果有，就要化瘀。如果是有寒，则容易一些，温补脾经就可以了。

第三章

只有阴阳平衡，气血才会通畅

阴阳在人体中主要表现为两个方面：一是寒热，一是气血。寒为阴，热为阳；血为阴，气为阳。一个人只有阴阳平衡了，寒热才能平衡，气血才会通畅。所以，阴阳一调百病消。

第一节
气血像夫妻，和睦是根本

阴阳在人体上主要表现为两个方面：一是寒热，一是气血。寒为阴，热为阳；血为阴，气为阳。一个人只有阴阳平衡了，寒热才能平衡，气血才会通畅。所以，阴阳一调百病消。

气是什么？

气就是生命中最根本的东西，每个人活的都是一口气。人有没有生病，我们看他的气色就知道，气色就是身体内的气血在外面的表现。中医有望诊之说。望诊望的是什么呢？望的就是气色。气就是身体内的气在体表的显现；色就是身体内的血在体表的显现。如果一个人的气快散了，这就说明他的生命快结束了。中医说："盖人之生死，全由乎气，气聚则生，气散则死。"一天，我遇到了一位道行很深的针灸师，他告诉我说，看一个人有没有救，只要一针下去就清楚了，我连忙请教，他说："一个人的生命状态稳定，扎下去的针，就很紧，人如果快不行了，扎下去的针就像扎在了豆腐上，松松垮垮的，这说明他体内的气快散了，聚不到一起了。"故而《难经》说："气者，人之根本也。"

人体中的气，《内经》称为“人气”，它由三部分组成，一是先天之气。这种气主要来自父母的生殖之精，又称精气，它是一身之气的根本，相当于股票市场上的原始股。

二是水谷之气。这种气主要来源于食物。人吃的各种食物里都含有气的能量，比如一颗红色的苹果，你看见的红色果皮，那就是太阳能量的转化；比如一颗地瓜，那黄土一样的颜色，正是大地之气的转化……中医看待药物讲究一个性味归经，其实食物也一样。什么是食物的性？那就是食物的气。它分为四种，又叫四气，即寒、热、温、凉。人吃进这些含有四气的食物之后，就会在脾胃这个大熔炉中将食物中的气转化为人体中的气，由于这些气都来自于饮食水谷，所以又称为“谷气”。先天的精气，只是开始投入了一点点，后面便不再投入了，所以，我常用股票投资中的原始股来比喻，这个原始股虽然只有一点点，却有巨大的增值空间，大家可以想一想，就那么一点生殖之精，最后却可以长成那么大一个人。谷气与先天的精气不一样，谷气可以源源不断，我常将它比作增发股。你们看，一些股票为什么会涨得那么高，就是因为它在不断地融资增发。一个人如果没有源源不断的谷气，他很快就会死亡；一些公司如果没有资本接二连三的增发，它就会倒闭。

还有一种气来自于自然之清气，要靠肺的呼吸功能和肾的纳气功能才能吸入人体内。清气随呼吸运动而进入人身，不可间断，《黄帝内经》说：“夫人生于地，悬命于天，天地合气，命之曰人。”秉承了精气之后，一个生命诞生了，但这个生命能不能长大成人呢？这就要靠天气和地气了，人从五谷中吸收地气，从自然中吸收天气，只有天地之气在人体内和谐统一了，生命才能成长。那为什么说悬命于天呢？大家可以想一想，一个人不吃地上的五谷，可以活上十天半月，但是不呼吸天上的空气恐怕连十分钟都活不了。这就是命悬于天了。

血是什么？

如果说气是生命的根本，那么，血就是这个根本的依托。中医说："气为血之帅，血为气之母"。气属阳，主动，主煦之；血属阴，主静，主濡之。气与血就像一对恩爱的夫妻，他们彼此不同，却又相互依赖，共同生活在身体这个大家庭里。气作为丈夫，他决定着整个家庭的方向，他就像阳光一样给全家提供温暖和支撑；风雨交加的夜晚，他又会挺身而出，为妻子和儿子遮风挡雨。血作为妻子，她就像月亮一样脉脉含情，她温柔贤惠，无怨无悔地滋润着这个家；当丈夫遇到麻烦之时，她又会毫无条件地去帮助。所以，气离不开血，血也离不开气。气能生血、行血、摄血；血能生气、养气、载气。

一个好的家庭，夫妻和睦是根本，一个好的身体，气血平衡是前提。如果夫妻不和睦了，那么整个家庭就会麻烦不断；如果气血不平衡了，气虚或者是血虚，那么各种疾病就会随之而来，《黄帝内经》说："气血失和，百病乃变化而生。"

第二节

气虚阳不足

气血像夫妻，气为阳，是丈夫；血为阴，是妻子。气虚是什么呢？气虚就好比一个家庭里，作为一家之主的丈夫太懦弱了。我们可以设想，作为一家之主的丈夫懦弱无能，这个家会成个什么样。首先，这个家的经济来源会出现问题，家庭成员的温饱得不到保证，一家人只能在低水平的生活中生存；其次，由于丈夫太懦弱无能，家庭很容易受到别人的欺侮。丈夫懦弱，家庭会如此，那么气虚之后，一个人的身体又会怎么样呢？首先，他的脏腑功能会低下，精神委顿、倦怠乏力、少气懒言，动不动就会出虚汗。其次，就是抗病能力减弱，什么微小的病毒都可以欺负它，一阵寒风吹来，别人都安然无恙，但气虚之人却可能大病一场。

其实，气出现的问题，还有气陷、气滞、气逆等情况，但气虚是其中最主要的问题，所以我们主要说说气虚。

气虚的人有哪些表现呢？首先就是少气懒言、神疲乏力。这是一种懒言懒语的状态，多一句话都不愿意说。这不是性格的问题，是自己总觉得没有多余的力气，总是提不起劲儿来做任何事儿。

第二个表现是头晕目眩，动辄自汗。这种人不动弹的时候是没有力气，动弹起来，就会出现一些力不从心的表现，比如头晕，《黄帝内经》说："上气不足，脑为之不满，耳为之苦鸣，头为之倾，目为之眩。"就是说，如果气虚的话，人就会出现头晕目眩和耳鸣的情况，甚至连抬头的力气都不足。

同时，气虚的人因为体内的水湿无法运化，造成水湿停滞，这种人往往会出现浮肿，早晨脸浮肿，晚上下肢肿，有的人舌头两侧会出现齿痕，原因就是水湿使得舌体肿大，被两侧的牙齿压迫导致的。另外，他们的舌头上也会出现很多的水液，看上去总是湿漉漉的。

气虚的人，因为体表的保护力不足，中医叫卫气不足，所以总是会感冒，一阵风吹来，别人没有问题，可气虚的人就会感冒。

因为气属阳，气虚则阳不足，所以气虚的人往往容易感觉冷，这叫畏寒，这种情况是穿上衣服就暖和，但少穿一点，就觉得冷。

那么，气虚该怎么调理呢？

我给大家讲个食疗调理孩子气虚的医案。

一天有位家长找到我，说自己的孩子已经咳嗽两个月了，让我救救她的孩子。有时候，家长的言辞会让我觉得事情特别严重，他们经常用"救救孩子""救孩子一命吧"这样的话，等我见到了孩子，发现并没有那么大的病。这个孩子也是，我见到他时，觉得孩子并没家长说的那么严重。

这是一个六七岁的小男孩，精神头儿特别足，我感觉他一刻都闲不下来，一会儿跑前，一会儿跑后，我和家长说话，一转身，他就不知道跑到哪里去了。这中间他会不断地咳嗽几声，虽然不是很频繁，但也一直没断。

我赶忙了解孩子起病的原因，原来是两个月前感冒了一次，从此咳嗽就没断过。经过分析，我判断这个孩子属于脾肺气虚。

可能有人会问："气虚的人，不是应该四肢无力，动辄气喘，少气懒言吗？这个孩子东跑西跳的，难道也是气虚？"

其实是这样，我在观察很多孩子以后发现，给小孩子诊断需做特殊考虑，因为他们生性好动，一般的气虚，在他们身上表现得不明显；如果孩子真的蔫了，那一般是暴病或者真的是虚弱已久。一般的孩子，只要没那么严重，都还是活蹦乱跳的，所以，不能以此来判断小孩子就没有气虚。

小孩子的气虚，除了从舌诊、脉诊方面来判断外，还要从脸色来判断，一般脾气虚的孩子，往往面色晦暗，呈现不正常的黄色，俗话说："天黄有雨，人黄有病。"如果是肺气虚，则面色苍白，这都是辅助的判断方法。

当时我确认这个孩子造成感冒的邪气早就没有了，就是脾肺气虚，无法收摄肺气，才导致咳嗽不断，于是，就给他开了一个食疗的方子：山药二两、杏仁二钱。

就这么一个食疗的方子，非常简单，两味药都是药食同源之品，其中山药色白入肺，味甘入脾，正是补气的佳品。为什么会用杏仁呢？因为山药可以收摄大便，如果大便本来比较干的话，会导致便秘，用杏仁一方面可以降肺止咳，另一方面可以通畅大便。

我一贯的观点是给孩子调理的时候，尽量不用药性猛烈的药物，能用药食同源之品，就用药食同源之品；药味能少就尽量少，这样就不会伤着孩子。

这个小方子是熬水喝的，放入一点糖，味道还不错。

为什么我会这么使用山药呢？那是因为我看过民国名医张锡纯使用山药的一个故事，印象非常深刻——

张锡纯曾经给一位妇女治病，这个妇女生完孩子十几天后，开始大喘大汗，身上发热，同时咳嗽，家人很着急，因为产妇本来身体就虚了，再这么折腾，哪受得了啊？

于是家人赶快请来了医生，医生一看，刚生完孩子啊，得，这是虚的啊，于是就开了黄芪、熟地、白芍等补气血之药。结果，汗越出越多。

这个时候，有人把张锡纯给请来了，张锡纯来了一诊断，好嘛，这脉搏跳动得非常快，身体非常弱，没错，这就是脾肺气虚。张锡纯认为，如果从脉证来看，这个人似乎没法儿抢救了（“似在不治”）。

怎么办呢？他马上让患者家属买了山药，每天用六两，大约是二百克，熬水，慢慢地喝，喝完以后，添水再熬，总之，他要求产妇每天就喝这个山药水。

大家当时都将信将疑，觉得黄芪、熟地、白芍这些补气血之药都不行，就这么个山药，能行吗？

可是也没有别的办法，那就试试吧！

结果是："三日后诸病皆愈"，就三天，这么严重的一个病就全好了。

为什么会有这么好的效果呢？张锡纯的论述是，山药补肺、补脾，不但可以补足正气，还可以止咳，力道不可小视。

有的时候，这些中医大师用药，往往是用一些最平常的药物，甚至就是药食同源之品，仅仅用那么一两味，效果却非常好。我总是想，这就像武侠小说里面写的——真正的高手，顺手拿起一根树枝，都能把它变成最锋利的武器。

我看的古代医案多，在分析眼前病情的时候，往往会在脑海中搜寻与此相似的古代医案，然后看看是否能够借鉴。这次我也是灵活应用，想出了这么一个山药加杏仁的办法。

结果，孩子服用两天后，家长打来电话，说已经不怎么咳嗽了，到了第三天，这个孩子持续了两个月的咳嗽，就此消失了。这说明，孩子的脾肺之气已经补足了。

其实，只要我们真的掌握了气和血的规律，这种情况自己就可以调理。掌握了气血阴阳的规律，每个人都能掌握自己的健康。

第三节
血虚阴不足

我们说过，气和血的关系就像一对夫妻，是紧密联系在一起的。气就像丈夫，主温煦，他很活跃、主动，在他的带动下，家庭才能充满活力；而血就像是妻子，她为我们的身体提供源源不断的物质基础，但她主静，属阴，在气的带动下，她可以濡养我们的全身。

这两者的关系非常密切，如果没有了血，气无所依托，就飞散消失了；同样，如果没有气，血就无法行动，也就没有了任何作用。

那么，血虚会出现哪些问题呢？

大家知道，血液是濡养四肢百骸的，我们身体所有的器官，都需要血液带来的营养，如果血液不足了，全身的各个部位都会出现问题。

假如我们的心血虚，就会出现心悸、怔忡等情况。因为心藏神，要靠血来养，心血不足，关于“思考”的整个系统都会出现问题——记忆力会变差，思考时会觉得累，晚上梦多，总是烦躁，这都是血不养心造成的问题。

如果肝血亏，那么问题也很大。因为肝藏血，中医认为肝为刚脏，属木，需要濡润，如果血液不足，那就如同一棵树没有浇水，叶就会枯萎。肝缺少血，人就容易发火，会觉得头昏脑胀、目赤肿痛；同时，因为肝开窍于目，目得肝血的濡养才能看清东西，如果肝血虚，视力就会模糊，眼睛容易疲劳，总觉得干燥。

如果肺的血不足了，也会出现很多问题。肺中的血如果亏虚，则会出现胸闷、气短、呼吸不利，甚至会导致心悸、胸中憋痛，很多老人心脏出现的问题，其实都和肺血不足密切相关。如果我们对此不加注意，见到心脏病就一味地活血化瘀，往往会导致病情缠绵反复，越来越重。因为本来血不足已无血可通，还通什么呢？就如同河道里面没有水，我们还要不断地挖掘拓宽，这不仅无用，反而还会伤及无辜，正确的做法应该是补血，让河道里的水充足起来。

值得一提的是，因为女性有特殊的生理特点，有经、带、孕、产等生理阶段，而这些事情都会引起阴血的消耗与损伤，所以，女子身体血虚的情况尤其明显，血虚所带来的问题，也比男子要突出很多。

有人说，男子靠气来养，精气足，则身体健康；女子靠血来养，阴血足，则身体健康。这样的说法，确实有一定的道理，因为血虚的确会给女性的身体带来很大的问题。

那么，血虚该怎么调理呢？

下面我给大家讲一个调理血虚的例子。

我在老家的时候，有一次去电视台，办公室里的编辑们都让我给诊脉，大家站成排等着。他们开玩笑，说这是一个程序，直到我给每个人都诊完脉才肯罢休。

正在诊脉时，一位女主持人进来了，她非常优秀，主持过很多大型的综艺节目，大家说她是一棵常青树，出道虽然很久了，却一直保持青春阳光的形象。

她也要求诊脉，诊得的结果是脉象细弱。我当时很奇怪，根据脉象，她应该是血虚，这种人会明显感觉精力不足，但我看她每次都能出色地完成任务，主持得很精彩，似乎不应该血虚啊！

于是，我就进一步问她，是否睡眠时多梦？记忆力是否不好？出乎我的意料，她居然回答："是的，每天都有很多梦，记忆力也非常不好。"

这让我大吃一惊，我问她："你工作那么出色，看不出来有这些问题啊。"

她这才大倒苦水，原来，她都是在加倍努力后才完成工作的，现在她觉得自己的记忆力很不好。要知道，一台大型的晚会节目，是很考验主持人背台词的功力的。

我于是就解释，她的脉象是血虚，一个人如果血虚，就会出现血不养心的情况，就会睡眠不好，多梦，同时记忆力会出现问题，还会出现心悸；因为心血不足，血液不足以上供，所以，人还会感到头晕。

她听了忙点头，并且告诉我，她刚刚做过体检，西医已经警告她贫血了，她正不知道如何处理呢。

一般中医所说的血虚，西医往往是检测不出来的，因为中医的诊断指征，总是出现在西医指标变化之前。在身体刚刚出现问题的时候，中医就能诊断出来，但这时西医的指标可能还没有什么改变，等到西医检查出已经改变了，在中医看来，这个人的失调可能已经很严重了。

这位主持人，显然血虚已经很严重了，因为她平时化妆，所以从脸色上似乎看不出什么，但据她自己说，一旦卸了妆，肤色就显得苍白了。

遇见这种情况，我是最没有办法的，因为女士们一旦化起妆来，确实是可以改变整个面貌的。有的时候，我会特意问："您今天化妆了吗？平时脸色也是这么红润吗？"告诉大家一个经验，在去看中医之前，一定不要化妆，否则医生看到的有可能是假象，这样会耽误自己的。

分析结束以后，她就非常焦急地问我，该怎么办呢？

我给她开了一个食疗的方——阿胶山楂汁，配方是：阿胶九克、生黄芪三克、当归三克、山楂六克。

这个方子的用法是：后三味先熬水，大约熬十五分钟即可，然后把药渣除去，把阿胶捣碎，放入这个药汁中，烊化。

这是每日的服用量，用的时候可以放入一点白糖来调整味道。方子里面的阿胶是滋阴养血最主要的药；当归是养血活血的，因为血是流动的，如果一味呆补，不符合血液的特性；方子里面的生黄芪，是用来补气的，中医认为阴阳是互生的，气血也是这个关系，所以在补血的同时，加入一点补气的药物，可以更好地生血；而方子里面的山楂，是为了防止阿胶滞腻影响脾胃吸收的，同时山楂也有开胃活血的作用，可以促进血液之化生。

这个小方子，量不大，一般以半个月为一个阶段，对于养血确实非常有效。当时我把这个方子给她以后，忘了告诉她服用多久。直到有一天，大约过去了两个月吧，我在家里看电视，正好是她主持的节目，我一看到她，突然想起了这件事儿。当时，我手头没有她的电话，于是，赶紧打电话给电视台的朋友，要了她的电话，问她服用了多久。

她告诉我，一直服用来着。现在已经不再贫血了，身体有了很大的改观，记忆力获得了改善，面色也好多了，所以还打算服用下去。

我忽然明白她为什么能够事业成功了，说实话，我给很多女士开过养血的方子，但多数人是坚持不下来的，这位主持人显然是一个很有毅力的人。

不过当时我还是手心出汗了，发誓以后再不忘记嘱咐服用药物的时间，多亏这位调好了。我告诉她，如果身体基本正常了，以后就服用一些阿胶口服液等保健品就可以了。

后来，我离开了老家，定居在了北京，在写这部分内容的时候，突然想起来，很久没有看到家乡的电视节目了，不知道她现在是否还在主持。

第四节
人有瘀血怪病多

前些日子，北京发生了一件事情，引起了轩然大波。事情发生在东五环路，本来上面的应急车道，是非常情况下救急用的，绝不允许一般车辆行驶。但我们中国人开车有个特点，就是不遵守规章，有缝就钻，所以大家各逞其能，直到把整个路都塞满了。

就在这个时候，前方出事儿了。在五方桥附近，一辆大货车冲过隔离带，把另外三辆小客车给撞了，小客车里面好多人都受伤了。救护车飞奔而来，要抢救这些受伤人员，要知道，此时是一刻值千金啊，因为被挤压在车里面的伤员还在流血。但应急车道被其他车辆堵着，救护车是干着急啊。

最后，当晚来的救护车终于赶到事发地点的时候，已经错过了最佳抢救时机，造成了七死一伤的惨剧。

我为什么要讲这个事儿呢？因为，我们体内的瘀血，就像是那些不守规章的车辆一样，会阻塞我们经脉的运行。

大家要知道，身体有着很强的自我愈合能力，一般情况下，如果哪里出现了问题，比如有外邪侵入了，身体就会有所反应，它会调集自己的修复部队，及时赶到那里和外邪斗争，修复自己的身体。这种自愈能力是和大自然一起演化而来的，非常强大。

可是，有时候，我们的修复部队无法到达指定的位置，无法进行修复，这就像那场交通事故里的救护车一样，被堵在路上，无法及时工作。到底是什么阻碍了它们的运行呢？原因有几种，其中最重要的不外乎痰、湿和瘀血。今天，我们就谈谈瘀血。

血液不能正常流布，却病理性地停留在经脉之中，就变成了瘀血。我们可以用高速公路来作比喻，有的瘀血在经脉里面，就像在路面上不走的车辆，包括那些占领了应急车道的车辆，它们的危害最大。有它们存在，我们的气血运行就会严重受阻。还有一些瘀血在经脉之外，这就好比被撞出了高速公路的车辆，虽然对运输的影响不大，但它们可能随时着火。而且这些瘀血会造成诸如疼痛之类的问题，也是一些麻烦制造者。

所以，要想保持健康，使身体的修复部队能够及时到达需要的部位，就一定要祛除瘀血，保持气血通畅。

那么，这个瘀血是怎么产生的呢？

有这样几个因素可以造成瘀血。

第一，受伤导致的瘀血。跌打损伤之后，受伤的地方青一块、紫一块的，这就是瘀血。

第二，气滞导致的瘀血。血液运行靠气来推动，如果气不推动了，血液就不再流动，那这个人就完了，没法儿生存了。很多时候，气确实会消极怠工，比如我们生气了，气郁结在了那里，造成了气滞，这个时候它推动血的力量就会减弱，血液流动性差了，也就导致了瘀血。这种情况叫“气滞血瘀”。很多人觉得生气不过是一时的事儿，是功能性的，气过了也就没事儿了。但其实，生气也是可以导致病理性改变的，这可不是小事儿啊。

第三种导致瘀血的原因是虚损——因虚致瘀。气虚了，无力推动血液运行，结果便造成了瘀血。这就像一个家庭，丈夫如果委靡不振，家庭气氛就会低迷，妻子当然也就没有了精神。

还有一种导致瘀血的原因，叫寒热致瘀。大家都知道热胀冷缩这个道理，寒会导致机体的收引，从而使血液流动缓慢，此时就容易产生瘀血；热会烁灼血液，使得血液浓缩，血液的浓度一高，也容易造成瘀血。

一个人如果有了瘀血，会出现哪些症状，又该如何识别呢？

大体上，会有这样一些症状——

疼痛：一般疼痛的地方固定不移，拒按，夜间疼痛加重。

肿块：瘀血会沉积在体内，导致肿块，肿块一般也固定不移。

出血：因为脉络瘀阻，血液会离经妄行，一般出血血色紫暗或有瘀血块。

体表症状：口唇紫暗，爪甲青紫，舌质紫暗，有瘀斑瘀点，肌肤甲错等。

我们的身体，本来应该是气血调和、阴阳平衡的，但如果有了瘀血，往往就会造成气血失调，这就好比一条河道阻塞了，上边形成了堰塞湖，水多得不得了；而下边却干旱得大地龟裂。要想解决这种情况，只有疏通河道，才能使干旱的大地得到滋润。

自古以来，医家都认为瘀血导致的多是怪症，很多病症都稀奇古怪的，有的时候是寒证，有的时候是热证，其实，这都是气血失和、阴阳不调的结果，只要瘀血一解除，气血调和了，所有的症状就会烟消云散。

那么，怎么祛除瘀血呢？

其实方法非常简单，那就是活血化瘀。

这里给大家讲个例子吧。

有位朋友的朋友，看了我的书后，辗转找到我，说他的妻子自从生完孩子，身体一直虚弱，所以一定要问问我，该怎么调补。

没见他妻子之前，我也觉得这是个虚证，心里设想了很多种滋补的方法，就等见面后确定服用哪种了。

当时，她生完孩子已经几个月了，我见到她的时候，乍一看，觉得是个虚证——脸色不好、精神头儿也不足。我问，以前都是怎么调理的。他们告诉我，已经服用过很多补品了，什么冬虫夏草、人参都服用了不少。前面的医生给开的各种补品，他们也都认真地服用了。

我接着问："效果如何呢？有改善吗？"

他们苦笑着回答："没有效果，还不如服药前呢。"

此时，她的症状是：虚弱、无力、自汗、浑身发热。

于是，我给她诊脉查舌。

当我看到舌象的时候，大吃一惊，原来，在她舌体的侧面，有两块瘀斑，颜色很深，但因为靠近舌根部，如果不仔细看，可能不会注意到。这就是瘀血的指征。我是搞舌诊的，读博士的时候研究课题就是舌诊，那个时候看了几千幅舌头的照片，天天研究舌象和疾病的关系，所以对舌象特别敏感，有时候，通过其他很多方法都找不出病因，但只要让我看到舌头，就总能找出一点线索来。

当时我就明白了，这是瘀血造成的疾病。

我忙问她，是剖宫产还是自然产？

她回答：剖宫产。

我告诉她，可能这就是瘀血产生的原因。

现在不知道为什么，剖宫产的人特别多，好像很少听说谁自然分娩。要知道，剖宫产也有它的问题，因为它和自然的生产方式相违背。剖宫产出生的孩子，因为没有经过产道的挤压，呼吸系统就直接暴露在空气中，少了一个自然的锻炼环节，所以之后呼吸系统总是容易出现问题。稍微运动就呼呼地喘，非常容易出汗。有的时候，我看一个孩子的运动状态，立刻就能判断出他是不是剖宫产生产的。而对产妇来说，剖宫产毕竟是手术，而且是针对生殖系统的手术，因此非常容易产生瘀血。

这位女士就是如此，因为有瘀血，她之前所有的补药都白吃了。这就好比是高速公路堵塞了，我们有多少救助物资，都会拥堵在那里，无法到达目的地，有的时候，救援物资堆积多了，反而会产生一些负面的影响。

她所体现出的热证，其实是假象，只不过是气血不和导致的郁热。在她的身体中，会出现这里是热，那里是凉的状况，这就是阴阳失衡的结果。

仔细问她，果然她虽然上半身热、出汗，却总是觉得腿凉，这也是为什么很多医生容易误认为她是寒证，从而误用一些温补的药。

调理其实很简单，只要祛除瘀血就可以了。我给她开了一个活血化瘀的食疗方子，就是熟地九克、当归六克、赤芍六克、川芎三克、桃仁六克、红花六克、益母草九克、羊肉二两（羊肉自备）。以上为一天的量，每天服用一次。这个方子，其实是中医里面一个非常普通的方子，叫桃红四物汤，我用的量非常小，同时加上了调血的益母草。

方子开完以后，我就走了。后来我才知道，这位朋友为了抓这个方子，走了两家药店，其中第一家看了方子以后，告诉他某某药没有，不给抓，其实我知道，这是因为方子量太少，药店觉得不赚钱，就不给抓了，后来他又去了别的药店才抓到。

结果，这位朋友告诉我，他妻子服药三天以后，就觉得汗出得少了，精神头儿也足了。一共服用了两个星期，原来的症状基本都消失了。

他很感慨，原来吃冬虫夏草花了几千元，结果却越来越重，这次的药膳只花了十几元（没有算羊肉的价钱），却恢复了健康，真是不可思议啊。

其实，这里面的道理很简单啊，就像我们的高速公路堵塞了，只要把它疏通就可以了，后面的工作，我们的身体自己就能解决了。但如果我们不重视气血的通畅，总是让身体处于堵塞的状态，那么我们的自我修复系统，即使有天大的本事，也无法发挥作用啊。

多说一句，像这种产后留有瘀血的情况，我见过很多，产妇会出现各种症状，有的甚至稀奇古怪。其实根本问题就是气血阴阳在局部得不到平衡，所以会出现怪证。但只要进行活血化瘀的调理，使气血调和，那就会产生立竿见影的效果。

答读者问

新浪网友问：

罗先生，我不能安然入睡，也睡得浅，从入睡到醒来，不停地做梦，都是些乱七八糟的梦，很痛苦，能不能请你帮帮我调理一下？

罗博士答：

这种问题一般有虚实两种：虚的，有可能是血虚、阴虚导致的血不养心，所以梦多，睡眠不实，一般可用天王补心丹的方子加减，用食疗方法的话，可以服用一些阿胶口服液来滋养阴液；另外一种是肝胆火旺，是实证，需要泻肝胆之火，我一般用小柴胡汤加川楝子六克。你可以请教当地的医生，具体分析一下，分清症候，对症治疗，如果希望用食疗的方法解决，也可以用玫瑰花三朵、竹叶三克泡开水当做茶来喝。

liguanyun1973 问：

罗老师，有一事请教！老年人常说绿豆解药，又有人说茶叶解药，到底是绿豆解药还是茶叶解药啊？

我今年四十六岁，去年看中医，说我有瘀堵，舌头两侧可见紫色的斑点，而且脸发暗，两颊斑很多。吃了半年的“血府逐瘀胶囊”，开始效果不错，斑明显变淡，但后来又加重了。我现在该怎么办?

罗博士答:

朋友，解药的是绿豆，还有甘草，茶叶是不解药的。

血府逐瘀胶囊是根据血府逐瘀汤制作的中成药，主要是用来化去腹中的瘀血的，一般以腹中疼痛为诊断指征，如果腹中不痛，或者按腹部没有疼痛的地方，则不必服用；如果是面部有斑，则需要在活血化瘀的药物中加入一点引药上行入面的药物，如白芷等，这样可以收到更好的效果。创立血府逐瘀汤的清代名医王清任，还专门创立了一个治疗头窍面部瘀血的通窍活血汤，可以拿来参考一下。

新浪网友问:

罗老师，听您在《养生堂》中讲张锡纯用山药治病，真是太神了，我想问，如果平时养生的话，我们该怎么用山药呢?

罗博士答:

山药实在是好东西，能补肺、补脾、补肾：山药色白，色白入肺，所以，它能补肺；山药是甜的，味甘入脾，所以能补脾；再者，山药的黏液是滑的，所以又能入肾。总之，如果人体上中下虚损了，都可以用山药来调理。

平时保健用的话，量不能大。可以把山药、薏米、芡实磨成粉，煮熟每天吃一小勺就行了。要是熬粥的时候放进去，全家受益。由于山药有固涩的作用，对于大便稀的人非常适合，大便干的人吃山药可以配点杏仁，因为杏仁能开肺气，就不会便秘了。选山药的话，长得圆圆的、规整的比较好；如果是药用，就去药店买怀山药，力道比较大。

第四章 判断身体阴阳的简单方法

身体有热舌苔黄，舌质淡白是寒象；寒则痰涕清白，热则痰涕浓黄；鼻红脾胃有热，额红肺上有火；气虚之人，舌有齿痕；气血两虚，舌质淡白；是否有瘀血：女看舌上瘀斑，男看舌下静脉。

第一节
身体有热舌苔黄，舌质淡白是寒象

每个人都有这样的经历：感冒了，去医院，大夫总会说，把舌头伸出来看看，嘴巴张大点说“啊——”，这是判断身体情况最直观简便的方法。其实，我们自己也可以多掌握一点这方面的知识。一般来说，平和体质的人，舌头应该是淡红舌、薄白苔；如果舌质发红，肯定主热；舌质白，通常主寒。

我们该如何观察舌质呢？舌质就是舌头的本质，一般会有一部分被舌苔覆盖了，我们可以观察舌苔没有覆盖的部分，比如舌边，通过观察这里来看舌质的颜色。舌质的颜色，有两个极端，偏白的舌质，反映这个人的身体趋向寒的方向；如果舌质偏红，则反映身体趋向于热。再详细一点，如果舌质红而发紫，这是虚热；舌质老红的话就是实热，可能患上了什么热性病。通过观察舌质的颜色，大家就能基本了解自己身体的寒热了。所以，遇到淡白舌，就一定别用寒凉之药，在饮食方面，也不要再吃一些凉性的食物，比如，绝对不可以狂吃西瓜、狂喝冷饮，否则会雪上加霜。遇到舌头偏红的，如果还非去吃热性的食物，吃肉喝酒，那就相当于火上浇油，非把自己的身体毁了不可。

那么，我们又该如何观察舌苔呢？舌苔就是舌头表面覆盖着的那一层东西，这层东西一眼就能看见，初学之人很容易把它与舌质混淆。再强调一下，舌质是舌头的本来面目，舌苔是舌质表面的滑腻物质。所以，观察舌质要看没有被舌苔覆盖的部分，可以看舌头的边缘，那里一般没有舌苔。人的舌质很红，这说明体内有热；如果舌质红但舌苔很薄，而且整个舌头看上去都很红，这可能是虚热，需要滋阴；注意，这种虚热的舌象往往是嫩红。前些天，我看到了一个女性患者，她脸上的粉刺很严重，舌质红舌苔薄，我断定这是虚热，就用滋阴清热的方法来调理，结果她的粉刺很快就消失了。等我再看到她时，她的舌质就是正常的淡红色了。细心的人可能要问了，我发现上火的时候，舌苔很黄啊。舌苔黄，一般也是体内有热的表现，当然，吃了有颜色的食物染上去的不算；另外，还有长期吸烟的人，舌苔往往也是黄的，不过这是烟熏效果，未必是体内有热。

在我国的第一部舌诊专著《敖氏伤寒金镜录》里，一位姓敖的医生就写了温热病与舌象的关系。原来，随着热邪由外向内深入，随着体内热邪的增加，这个舌象居然可以发生相应的改变，比如舌苔可以由白变成黄色；然后热邪继续增多，舌苔就变成干黑色；病危的时候，舌苔会变成灰色。而舌质的颜色，正常人是淡红的；随着热邪的增加，就变成了红色；热邪再增加，舌质就变成了绛色。由于舌诊比脉诊来得直观，所以，很多人就把舌诊当做一个法宝，用它来判断热邪的深入程度。

第二节
寒则痰涕清白，热则痰涕浓黄

人受了寒，一定是身上发冷，流清鼻涕，痰是白色的。如果发现自己有这些症状，处理起来很简单，用苏叶泡水喝就行了。

小孩子流清鼻涕、咳白痰，也一定是受寒了，可以用苏叶六克熬水，将熬好的水再兑上温水，给孩子泡脚，让他的身体暖过来，这样寒邪散去，身体就能恢复了。人一受寒，如果能够马上采取这样的措施，基本可以把寒邪赶出体外。因为，这时寒邪还在体表，涕清痰白说明邪气尚未化热，正是好对付的时候。

倘若大家没有注意这些症状，这一个阶段过去了，问题就进入了第二个阶段。此时外邪开始和身体斗争，身体内出现了热证，这叫外寒内热的阶段。此时鼻涕开始黄了，或者黄白相间，一会儿是清的，一会儿是黄的，这是寒热错杂了；痰也是，很多孩子不会咳痰，但是可以听到声音大起来了，痰声很大，如果痰咳出来，肯定也是黄色的，或者黄白相间的。大家可以记住，寒热杂错的时候，一般表现为鼻涕黄白相间，痰也是黄白相间的。鼻涕和痰呈白色，是清的，这代表寒象；一旦它们

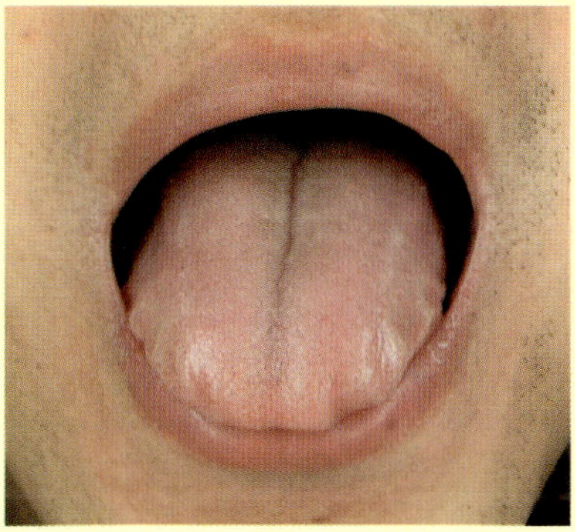

彩图一　齿痕舌 1

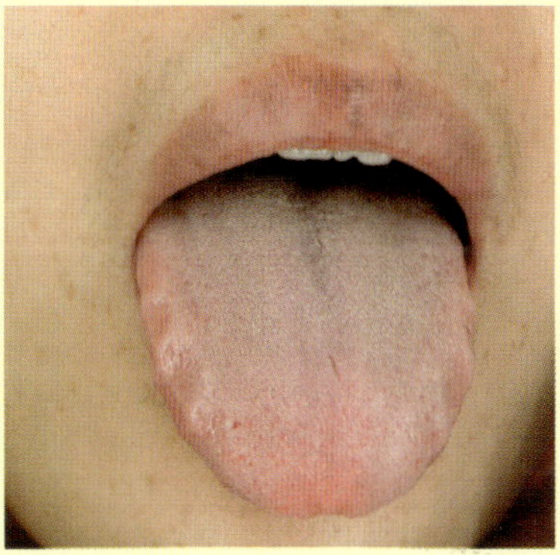

彩图二　齿痕舌 2

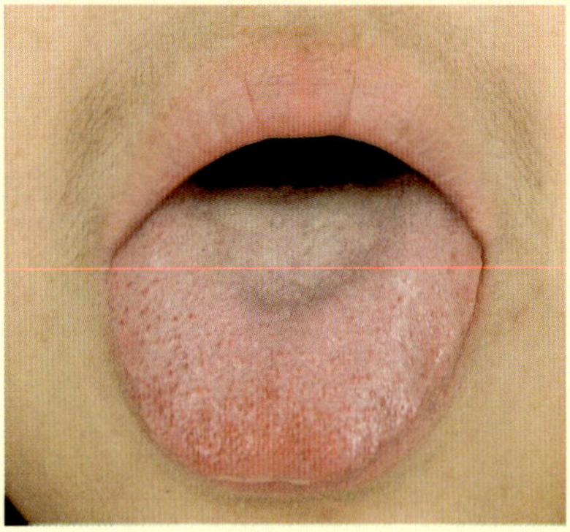

彩图三　瘀斑舌 1

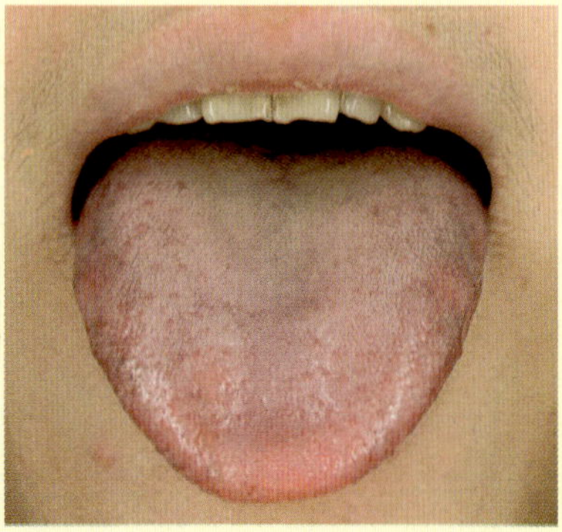

彩图四　瘀斑舌 2

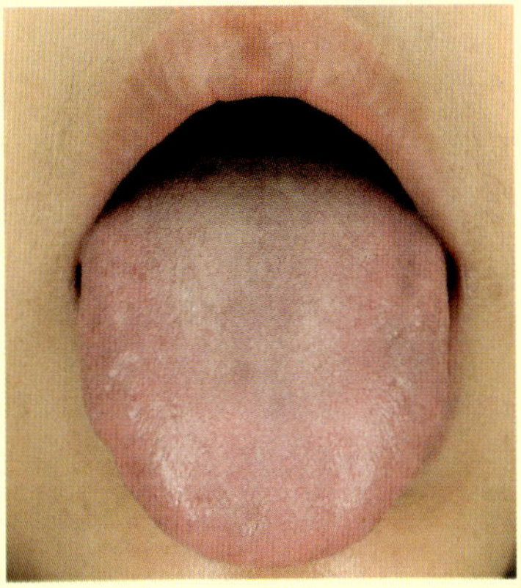

彩图五　瘀斑舌 3

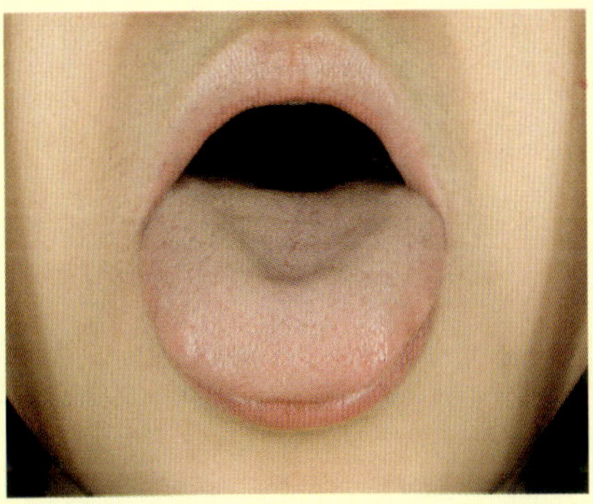

彩图六　淡白舌

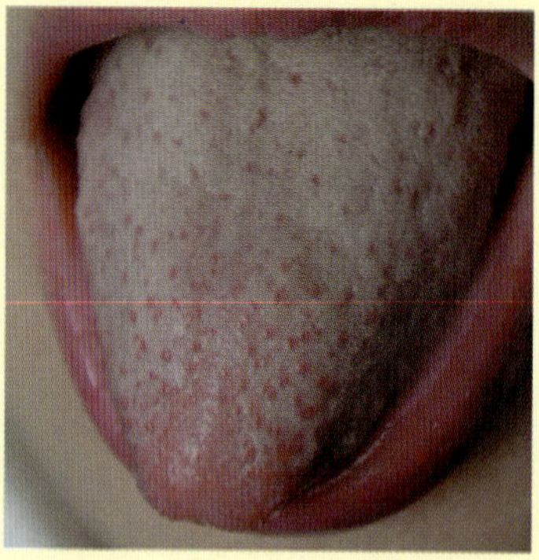

彩图七　女性肝郁小柴胡汤证 1

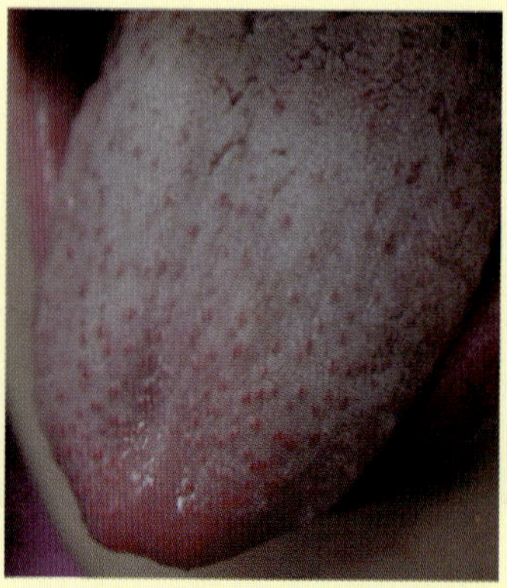

彩图八　女性肝郁小柴胡汤证 2

呈黄色，这代表热象。

总之，我们分析身体的寒热要紧紧地盯住鼻涕和痰的颜色，如果它们是白色的，那么就是有寒邪存在，要用温热的方法，使身体暖过来，驱除寒邪；如果痰或者鼻涕变成黄色，那就是有热了，我们就使用清热的方法，把热邪清除出去。

第三节
鼻红脾胃有热，额红肺上有火

人的面部对应着五脏六腑，比如两条眉毛之间，这里是肺的对应区。如果这里色白，说明人的肺气不足，正常的人此处应该微微红于其他的部分。如果此处有一块暗淡的颜色，如同拇指肚般大小，那么人就该出问题了。古代相面的人管这里叫印堂，说人的印堂发暗，就会大难临头，其实，是要患大病了。望诊大师王鸿谟老师从八岁开始学习色诊，二十几岁的时候去青海工作。一次，他看到当地的县委书记印堂有一块暗淡的颜色，于是让他去检查，结果，检查出了肺癌。

另外，鼻头代表脾，两个鼻翼代表胃，如果这里红，说明脾胃有热。说到这里，我想起很多人都会在某个季节出现红鼻头，上面有些红肿的包，其实这就是脾胃有实热的征兆，一般服点防风通圣散（现在有中成药）就可以了。服药以后，通常会泻肚子，然后红鼻头就会消失。这是因为防风通圣散中有大黄、生石膏等泻脾胃之火的药，所以治疗此病的效果比较好。

在鼻头的上面，也就是鼻梁那里，是肝的部位。有一次，我给一个孩子看病，望闻问切了半个多小时，才诊断出孩子是肝气不舒，脾气很大。这时正好王鸿谟老师来了，我请王老师替孩子诊断一下，王鸿谟老师仅看了一眼，也就是五秒钟左右，就对我说：“这孩子脾气大啊！病的时间可不短了”。当时，家长和我都十分惊讶。后来王鸿谟老师告诉我，他之所以判断孩子肝气不舒、脾气很大，就是看到孩子的鼻梁颜色发青。

再说说印堂，也就是两眉之间的位置，这是我们俗称的小印堂。如果印堂发红或者紫红，这说明肺部积热，有肺火了。通常，人在外感的时候，也会反映在两眉之间的印堂位置。清代的名医王孟英就说：“六淫外感，必从肺入。”所以，人感冒的时候，印堂位置也会呈现赤色。这个大家可以观察一下自己或者身边的人，印堂一旦发红，人很快就会表现出外感的症状，这个信号还是非常准的。我有个朋友就是这样，印堂部位呈现出紫红色，而且有点肿肿的感觉，我一看，这肯定是要感冒了，果然，第二天他的感冒症状就比较明显了。

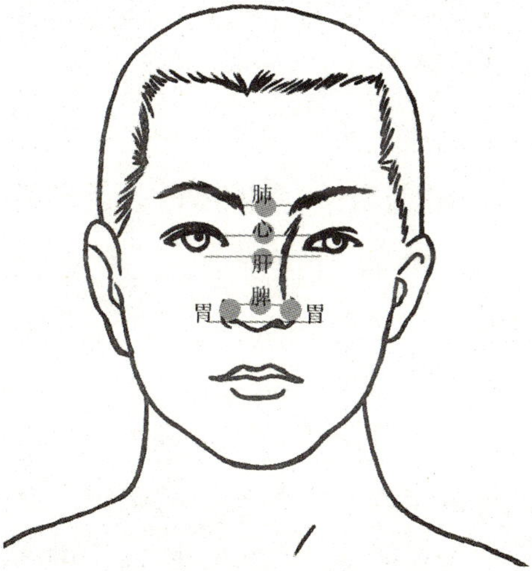

图三　脏腑在面部的反射区

第四节
气虚之人，舌有齿痕

现在，气虚的人很多，人一气虚，身体的动力不足，体内的水湿就无法代谢出去；水湿代谢不出去，又会围困阳气，使气更加虚弱。因此，水湿和气虚一个是狼，一个是狈，经常联合起来，危害身体。那么，该如何判断人是否有水湿，是否气虚呢？

水湿重的人，舌头一定是舌苔白、满布，而且往往舌苔厚腻。如果舌苔非常厚腻，那就说明体内的水湿已凝结成痰了。

气虚的人，往往舌边有很多齿痕，舌体会胖大一些，并伴有舌苔白腻。这是因为人体气虚不能化掉水湿的缘故，调理需要一边利水湿，一边补气。

那么，究竟什么样的舌头是齿痕舌呢？

齿痕舌一般多伴有舌体胖大，主脾阳虚弱、水湿内停，但也有人认为齿痕舌在正常人也可以出现。实际上，的确很多有齿痕舌的人并没有疾病，只是处于亚健康的状态。所以，中医说的气虚、水湿重并非就是指人有病了，而是说体内的气血状态出现了失衡，这在西医看来是无病，但中医却提前地发现了亚健康的状态。

值得注意的是，以往大家都以为齿痕舌的舌质颜色都是淡白的，其实，很多红舌也有齿痕，这往往是热盛的表现，此时不可贸然补气。

在食疗方面，如果是齿痕舌舌质淡的人（见彩图一），可以多选择薏米、山药、南瓜、红薯、栗子等食物，尽量不要吃生冷瓜果和冷饮，因为会损伤脾阳，导致水湿更重。

总之，气虚的重要表现就是：舌体胖大，舌边有齿痕，而且舌苔白腻厚重（见彩图二）。如果大家也有这样的症状，就要注意了，这说明你的身体出现了气虚的症状，而且气虚致使体内的水湿难以排出，所以才会出现舌体胖大、舌苔厚腻的情况。一旦判定自己出现了气虚的这些症状，那就要一边补气，一边化湿。化湿是祛除现有症状，补气是从根本上调节身体。

补气以补脾为主，可以用白术、山药、莲子肉等来补脾；利水湿可以用薏米来进行，比如，在做饭的时候放入一把薏米。薏米祛水湿的作用很好，有的朋友是用薏米和大米各一半来做饭，结果厚腻的舌苔两个星期就消除了。

第五节
气血两虚，舌质淡白

正常人的舌质应该是淡红色，如果舌质淡白，往往说明人血虚或体内有寒。有的女性气血不足，舌质就会变成惨白色，这说明身体需要补血了。

到底什么样的舌头是淡白舌呢?

几年前，有一位女性，人还没到四十岁就闭经了，常常几个月都不来例假，找了很多医生，都无济于事。开始的时候，西药黄体酮一用，就有反应；一停，就没动静了。最后连她自己都害怕了，她心想，这样下去还得了啊，于是就不敢用黄体酮了。中药虽说也吃了一些，都是通经的，却没有什么效果。后来她通过朋友找到我，当时我还在读博士，学生宿舍是不让女士上楼的，结果我就在接待室给她看病。

刚听说这个事情，还没见她本人时，我也觉得棘手，心想都病了这么久了，很多医生都看过，想必要费些心思了，但等我一看到她的舌头，立刻就觉得这事儿好办了。因为我发现她的舌头就是淡白舌，舌苔非常薄，这说明她气血两虚啊。为什么有的医生用通经的方法不见效呢？就是因为病人此时气血两虚，已经无经可通了。这就像河里面已经没有水了，再怎么挖河道疏通也没有用，而应该先把气血养足了才能再疏通。

于是，我告诉她，不要着急，要慢慢养，等气血足了情况自然会有所改善的。

中医认为脾胃是气血生化之源，我给她开了调养脾胃的方子，记得当时白术用了三十克，还加了一些养血的药物，并且告诉她要早睡觉，因为夜里是养阴血的时间。

调养了一段时间以后，我稍微用了点通经的药物，她的例假就来了。从那以后，她的例假一直正常。

现在，闭经的现象很多，有的女性是因为瘀血，有的就是因为气血不足。值得注意的是，很多人闭经是由减肥引起的，她们服用的某些药物导致脾胃虚弱，进而导致气血不足，结果就出现了闭经。

总之，淡白舌就是舌质的颜色比正常人浅淡，又叫做舌淡，主要是红色的色度值下降，这在中医里面，多主虚寒证或气血两虚（见彩图六）。传统的中医认为，阳虚证的舌质是淡白的，但是舌体较正常肥大，舌面湿润多津液，舌质有种娇嫩的感觉，舌边有齿痕，这样的淡白舌主要出现在阳虚寒证的人身上。如果舌体与正常大小相似或稍瘦小，舌面虽润而并不多津，则是气血两虚之证。

第六节
是否有瘀血：女看舌上瘀斑，男看舌下静脉

很多女性朋友都有健康问题，有的人是月经不正常，有的干脆闭经了；还有一部分女性无法怀孕。这些都严重影响了她们的工作和生活。

为什么女性会有这么多问题呢？一个很重要的原因，就是体内有了瘀血。

瘀血是怎么出现的呢？

导致瘀血的原因有很多：有的人受了寒，热胀冷缩，血液凝固在了那里，结果就造成了瘀血；有的是因为流产和剖宫产，血没有排干净，结果造成了瘀血；还有的是因为肝气不舒，气郁积之后造成了血的瘀积，等等。人的身体内有了瘀血，各种怪病就会随之产生。

那么，我们怎么识别瘀血呢？

首先，有瘀血的人身体某个地方容易产生固定的疼痛，尤其是夜里会加重，这是因为夜里气血运行慢，瘀血更加瘀滞，所以疼痛感加剧；其次，人的记忆力会变得很差；另外，人总是喉

咙干，想喝水，但水到了嘴里，却不想下咽，等等。

除此之外，身体有了瘀血，我们从舌头上也可以看出来，前面有三张瘀血图片——

瘀斑舌 1（严格讲应该是瘀点舌，见彩图三）的舌体满是舌苔，这样就给人一种假象，以为这个舌头是淡白舌，其实舌苔下面的舌质应该是红色的。只是她的舌头上有很多的红点（中医的术语叫蕈状乳头），这些红点已经有些发黑了，这就是瘀点，是身体有瘀血的征兆。而且各位还可以看到，这个女孩子上嘴唇的汗毛很重。汗毛重这也是一种表征。

瘀斑舌 2 和瘀斑舌 3（严格讲应该是瘀点舌，见彩图四和五）的舌质都有些紫暗，这意味着其体内有瘀血；同时舌体上的那些红点也开始变黑了，主要分布在舌体的两侧，这也是有瘀血的征兆；同时我们还可以发现，这两位女孩子上嘴唇的汗毛也偏重。而汗毛重、体胖、粉刺多，这些都是多囊卵巢综合征的一些症状，所以这也提示该病可能和瘀血相关。而从瘀斑舌 3 的舌图我们也可以看到，这个女孩子的上嘴唇颜色较深，也有一定的瘀象。

说到瘀血，大家其实也不要害怕，尤其是女士还有个天然的优势，那就是在例假期间，可以适当地用一些活血化瘀的药物比如桃仁、红花、当归、川芎、丹参等，这样比平时更容易化去瘀血，更容易促进气血的畅通。不过，活血化瘀的药物不能自己随意服用，应该在当地医生的指导下使用，这样才比较稳妥。

判断自己是否有瘀血，女性一般可以看舌上的红点，男性则可以观察舌下静脉。观察舌下的静脉，对于男士来说，则更为重要。舌下静脉变粗，或者舌下络脉青紫，这些都被统称为舌下瘀点，是瘀血的重要表象，跟冠心病的发生有非常密切的关系，高血压和高血脂患者的舌下也都可见到瘀点。

答读者问

张倚伟问：

想请教一下罗老师。

我发现舌头上有红点的人特别多，尤其舌淡的人看着很明显，还有的舌根处有乳头状突起，伴随的症状各异，有形寒肢冷的、有手脚干热的……是不是这都代表血分有热呢？谢谢。

罗博士答：

舌质很淡但红点很多，我觉得你说的情况女士居多，如果仔细观察，这种红点颜色多比较深，我觉得这是瘀象；舌质淡则代表气血不足。同时舌质淡也说明气血不通畅，无法供应舌体；另外，红点代表有瘀，很多有此类舌象的妇女都有妇科病，比如不孕、闭经等症，这是我的经验，我们可以相互探讨，不知道你看的患者还有什么特点。

萧大夫问：

罗老师，舌下静脉的粗细与瘀血是否有关呢？

罗博士答：

朋友，现在基本认定舌下静脉的粗细和瘀血相关，一般情况下，如果粗过两毫米（我认为这是个相对标准），那么就可以判断为瘀血了；同时，舌下静脉的弯曲程度和颜色也是判断瘀血的指征。

桃色的天空：

罗博士，按照你的化瘀血方法，两个月下来，瘀血好了很多，舌下静脉也不像以前那样粗了，但是，我发现每次月经之前舌下静脉又会像以前那样粗大，这是正常状况吗？

罗博士答：

例假前舌下静脉变粗一般是正常的现象，是气血开始旺盛的表现，不要担心。

第五章
调理身体阴阳，食物可以帮忙

天地是个大宇宙，人体是个小宇宙，天地协调阴阳靠风雨雷电，人体协调阴阳主要是靠食物。人可以通过食物的阴阳来调理身体的阴阳。健康长寿的人总会根据自己身体的阴阳状况来选择食物，身体偏寒了，就会吃一些属阳的食物；身体偏热了，就会吃一些属阴的食物。所以，健康长寿的人从来不偏食。

第一节
吃饭就是调阴阳

西方有一句名言："You are what you eat." 翻译过来，就是你吃什么，什么就会对你产生影响，你吃的一切决定了你是一个什么样的人。

前段时间，美国3D电影《阿凡达》轰动全球，创下了票房新纪录，我看过之后，也颇感震撼。其中有一句台词给我的启发犹为深刻，这句台词是："我们的生命都是借来的，迟早会还回去。"是的，我们的生命是从三个地方借来的：我们从父母那里借来了精血；从天地之间借来了阳光和空气；从大自然借来了水和食物。我们将这些借来的东西放进自己的身体，又通过我们的身体将阳光的能量、空气的能量、水的能量、苹果的能量、猪肉的能量等，转化成为自己的能量，就这样，我们一天天长大了。然而，借来的东西迟早会还回去，不管你的地位有多高，不管你有多富有，不管你是权倾天下的皇帝，还是一贫如洗的乞丐，你从哪里借来生命，就会归还到哪里。大家看，生命结束之后，如果我们选择火化，就会将一部分能量还给天空；如果我们选择土葬，就会将一部分能量还给大地；最后，我们腐烂变成了肥料，就会将一部分能量归还给庄稼。所以，人是自然的一部分，生命实质上是大自然能量转化的一种形态。

大自然之所以伟大，是因为它总是在寻找阴阳平衡，天地之间，有太阳就有月亮，有男人就有女人，有高山就有盆地，有火就有水。一句话，有阴就有阳，有阳就有阴。食物也是如此，有阴性的，也有阳性的。阴性的食物偏寒偏凉，阳性的食物偏热偏温。天地是个大宇宙，人体是个小宇宙，天地协调阴阳靠风雨雷电，人体协调阴阳主要是靠食物。人可以通过食物的阴阳来调理身体的阴阳。健康长寿的人总会根据自己身体的阴阳状况来选择食物，身体偏寒了，就会吃一些属阳的食物；身体偏热了，就会吃一些属阴的食物。所以，健康长寿的人从来不偏食，而偏食的人从来就不会长寿。

每个人的生命都是借来的，不同的是，健康长寿的人会借，借得恰到好处；而不健康的人则是乱借，不是借错了东西，就是借多了。健康长寿的人所借的食物都是身体需要的，不健康的人借来的食物多是身体不需要的。比如西瓜，性寒，脾胃虚寒的人吃了，就会寒上加寒，而聪明的人此时就不会选择西瓜，他们会选择生姜和南瓜，因为南瓜和生姜都是属阳的食物，吃进去以后，正好协调虚寒的脾胃。所以，会吃的人能用食物的阴阳来调理身体的阴阳，而不会吃的人则是用食物的阴阳搞乱了身体的阴阳。

有一位女性，三十多岁，在北京国贸上班，她十分漂亮，是典型的白领丽人，美中不足的是脸上总会莫名其妙长出一些痘来，她去看过几次医生，也吃过一些药，每次吃药以后都会好几天，不过，等不了多久，脸上的痘就又会多起来，她用了一个十分形象的比喻，说脸上的痘就像芳草一样："野火烧不尽，春风吹又生。"她为此非常苦恼。我诊断之后，认为她这是阴虚火旺，也就是说她身体内阴少了，阳多了，阴阳失去了平衡。这么漂亮的女性身体里哪来那么大火呢？一问才知，原来她非常喜欢吃四川火锅，还特别爱吃羊肉。四川火锅里的辣椒是属阳的食物，羊肉也是属阳的食物，她身体内的阳本来就很旺了，再吃进这些属阳的食物，就如同火上浇油一样，难怪她脸上的痘会如此顽固。我对她说："我也给你打个比方吧，你脸上的痘就像一锅沸腾的水，你吃进去的火锅和羊肉就是锅下面的柴火，你以前的治疗都是往锅里加凉水，加了凉水以后，锅暂时不沸腾了，但下面的柴火仍在，温度不断升高，过不了多久，锅就又会沸腾了，所以，要彻底解决你脸上的痘，就必须釜底抽薪，不再吃火锅和羊肉了，这样才能根治。"

她无奈地看着我："罗博士，难道不能两全其美吗？"

我笑了，说："恐怕很难，有舍才有得嘛！你不舍弃自己的口腹之欲，怎能换来容颜的美丽？"

最后，这位女性终于放弃了自己的饮食习惯，选择了一些属阴的食物，我帮她简单调理了一下，很快，她体内的阴阳就平衡了，从此脸上的痘便彻底消失了。

第二节
食物可以改变人的性情

人体的阴阳不平衡了，不仅会表现在身体上，还会表现在性情上，一般来说，阳气虚弱的人胆小，做事优柔寡断；阴虚的人火大，脾气急躁；肝郁的人焦虑不安，容易忧郁；阳气太足的人，刚愎自用，十分固执。人们常说："江山易改，本性难移"，其实，人的性情都是身体内阴阳现状的反映。而身体的阴阳状况又可以通过食物来改变，所以，人的性情，可以通过食物改变。

与其说"江山易改，本性难移"，不如说"本性易改，口味难移"。许多人的性情大多是由个人的饮食习惯决定的，如果改变了饮食习惯，性情也会随之而变。我见过很多脾气急躁的人，改吃素食之后，慢慢的性情变得平和起来。为什么他们的性情会发生变化呢？就是因为饮食的改变导致了他体内阴阳的改变。以前他体内的阴阳处于失调的状态，所以脾气急躁，现在，他体内的阴阳平衡了，性情自然就平和了。

中医里有"性急则生热，味厚则伤气"的说法。意思是说，饮食与人的性情有直接的关系，如果一个人性情急躁，身体内就会有热；如果吃的食物味道太重，就会伤害身体内的气。同样，一个人吃了太多属阳的热性食物，他们的性情慢慢的就会变急躁，大家看一看能吃辣椒的几个地区，比如四川、重庆和湖南，就明白了，所以历史上四川、重庆和湖南都是出将军的地方，素有“无川不成军”“无湘不成军”的说法。

那么，什么样的饮食是最好的饮食呢？饮食贵在平淡。读《黄帝内经》时，人们常常碰到“平人”这个词，什么是平人呢？平人就是阴阳平衡之人，因为阴阳平衡，所以他们健康无病。平淡是什么意思呢？平淡就是阴阳平衡，不偏不倚，平平淡淡。大德无言，大道至简，大味必淡。真正的美味在于平淡，最好的饮食就是阴阳平衡的饮食，什么都要吃一点，什么都不宜太多。

第三节
十大属阴的食物

1. 苦瓜——泻心肝之火

苦瓜，南方又叫凉瓜，一个苦，一个凉，这就道出了苦瓜的作用：清热祛火。

大家都知道苦瓜性寒，有泻火的作用。但如果要问苦瓜究竟泻体内哪里的火？什么时候该吃苦瓜？恐怕很多人就不太清楚了。身体内的火有很多种，有心火、肝火、肺火、胃火、大肠之火、小肠之火，等等。如果你不知道身体的火在哪里，也不知道什么食物泻什么火，自己就瞎吃一通，结果，不仅火降不下来，而且还会让脾胃变得虚寒，这就叫旱的地方旱死，涝的地方涝死。

那么，苦瓜到底是泻我们身体哪里的火呢？清代王孟英的《随息居饮食谱》说："苦瓜青则苦寒；涤热，明目，清心。"从王孟英的论述中，我们可以看出，苦瓜是泻心肝之火的，因为它"明目、清心"，清楚了这个，我们就可以有的放矢了。当我们心肝有火时，就可以多吃一些苦瓜，这样能起到泻火的作用。

有的人又会问了："罗博士，我如何才能知道自己的心肝有火呢？"我告诉大家一个非常简单的诊断方法，如果你的左脸忽然冒出了痘痘，左边的牙龈开始疼痛了，这个时候就可以多吃一些苦瓜。这是什么道理呢？因为人体内的气是上下运动的，肝气从左边升，肺气从右边降，人的左脸配肝，右脸配肺，肝上有了火，左边脸上就会有所反应；肺上有了火，右边脸上就会有所反应。总之，只要是左边脸上有了上火的症状，那就一定是肝火，就可以多吃苦瓜。

我做苦瓜，方法很简单，往往是切成片，用开水烫一下，然后拌些佐料就可以了，因为越苦越能祛火；还有一个方法，就是把苦瓜切碎了，和鸡蛋搅拌均匀，然后下锅里面炒，这样做味道也是不错的。

2. 空心菜——清小肠之热

空心菜大家都知道，但它在《本草纲目》里却另有一个陌生的名字——“蕹菜”。

空心菜，性寒，味甘，也是一种属阴的食物，老百姓为什么叫它空心菜呢？因为这种食物中间是空的。中国的文字是象形文字，中医也讲究象形，常常有以形补形之说。比如，竹子喜阴、中间是空的，所以，竹叶就有清热利尿的作用。一般来说，凡是中空的食物都具有大致相同的功效，藕中间也是空的，所以，它就具有清热凉血的作用。

那么，空心菜是泻我们身体哪里的火呢？《陆川本草》认为空心菜具有清肠胃之热，通大便的功能，非常适合胃肠积热、大便不通的人食用。大便通不通，自己当然知道，但胃肠有积热，该如何来诊断呢？方法也很简单，如果你感觉到自己有口臭了，这就说明你的肠胃有积热了，这时就应该多吃空心菜。

空心菜除了有清理肠道的作用外，还可以利尿，治疗小便不利、尿血等症，在中医里面，它的一个重要功能是清小肠之热，中医系统中的小肠，是包括小便功能在内的，因此，如果我们的排尿系统出现了热证，比如尿的颜色发黄发红，小便的时候尿道口痛，这都是热证，此时，我们就可以选择空心菜来吃，对清利小肠之热是有好处的。

当然，空心菜的主要作用是因为它性寒，所以，脾胃虚寒、大便溏稀、身体虚弱的人不宜多食。

我自己也很喜欢吃空心菜，主要的做法是清炒，味道非常好，身体没有什么寒热的时候，可以放一点蒜，因为蒜可以纠正一下空心菜的凉性；如果体内真的有热了，就不用放蒜了，单独做空心菜即可，或者可以用莲藕，切成片，和空心菜一起做汤，这样清热的作用会更好。

3. 马齿苋——清肠道湿热

马齿苋是典型的药食同源之物，它还有个非常神奇的名字——五行草。因为它的叶子是青色的、梗是红色的、花是黄色的、根是白色的、籽是黑色的。在五行里，青色属肝木，红色属心火，黄色属脾土，白色属肺金，黑色属肾水。所以，马齿苋虽不起眼，却汇聚了木、火、土、金、水五行的精气。

马齿苋老百姓又叫“长命菜”，它的生命力非常强，特别耐寒，在很恶劣的环境下也可以顽强地生长。如果农民除草时不小心漏掉一颗小苗，它很快就会繁衍成一片，跟庄稼争抢营养。

马齿苋味酸，性寒，入大肠、肝、脾经，可以清热祛湿，治痢疾，还能治腮腺炎。对于治疗疮疖红肿，它也是一绝，人在野外要是被野蜂蜇到，可以把马齿苋捣烂了涂到患处。但要注意的是，脾胃虚寒者、大便溏稀者、孕妇禁用。

由于马齿苋蕴涵了五行的精气，所以，它的清热作用是全方位的，肝、心、脾、肺、肾，不管何处有热，马齿苋都能清之。但是，如果要仔细划分，马齿苋清利肠道湿热的作用比较大，如果我们的肠道有湿热，比如有热性腹泻等，可以选择马齿苋当菜来吃。我这里还可以告诉大家一个秘诀，如果是有肛肠病的患者，大便因热而出血的话，可以服用马齿苋，它具有清热止血的作用。在服用的同时，如果用马齿苋熬水，然后用这个水来洗浴患处，也可以起到清热止痛的作用，可见，马齿苋虽然便宜，但是用处很多。

4. 鱼腥草——清肺热

鱼腥草是药食两用的植物，也是我国西南地区一种比较常见的菜，因为整株的植物都有鱼的腥味儿，所以得名鱼腥草。吃的时候，可以炒菜，也可以凉拌或者做汤。

就是这种普普通通的鱼腥草，还曾创造过人间神话。1945年，日本广岛原子弹爆炸后，死里逃生的人大都得了放射病。因为缺医少药，很多人都慢慢死去了。有一对姐妹，姐姐在当天出现高热和流鼻血的情况，母亲给她服用了鱼腥草，结果，她竟奇迹般的康复了；一个月后妹妹也出现高热和流鼻血等症状，生命垂危，于是她自己也开始服用鱼腥草，最终脱离了危险。从此以后，鱼腥草便成了日本人的救命草，他们纷纷去田间地头寻找它来救命。所以，鱼腥草在日本很出名，是一种著名的保健植物。

鱼腥草性微寒，味辛，可以清热解毒，消痈排脓，还可以止血、止咳。适用于治疗流行性感冒，对脾胃湿热、便秘腹满的人，也很有效。夏天，鱼腥草还可以治痢疾。总之，鱼腥草对于解除实热、毒邪都是很有用的。在西南地区，有些老人总是喜欢采些鱼腥草回家，放在太阳底下晒干，然后存放起来，一旦家里有人感冒发烧，出现流鼻血、牙痛等问题，他们就会用鱼腥草来煲汤喝，十分管用。

可见，鱼腥草治疗肺经的热证非常有效，当我们因外邪引起肺热，出现了痰黄、胸痛、呼吸急促、高热等症状的时候，除了及时就诊外，还可以多吃鱼腥草，因为鱼腥草清利肺热的作用非常大。

我在做鱼腥草的根茎时，喜欢把它们切成段，放在锅里炒，快要出锅时，放入酱油和陈醋，这样味道特别的好；如果是鱼腥草的鲜叶子，也就是我们通常说的折耳根，我会用开水烫一下，然后拌入酱油和醋，味道也非常不错。很多人开始的时候不喜欢鱼腥草的味道，但是一旦吃习惯了，还真的几天不吃就想吃。我现在就是，进了一个饭店，如果发现有折耳根这道菜，那是一定要大快朵颐的，否则连饭都吃不香。

5. 菠菜——清肠胃热毒

菠菜非常耐寒，其性质比较寒凉。菠菜入肝、胃、大肠、小肠经，它可以润燥滑肠，清热除燥，专治头昏烦热和慢性便秘等。《本草求真》说：“菠菜，能利肠胃。盖因滑则通窍，菠菜质滑而利，凡人久病大便不通，及痔漏关塞之人，咸宜用之。又言能解热毒、酒毒，菠菜气味既冷，凡因痈肿毒发，并因酒湿成毒者，须宜用此以服。且毒与热，未有不先由胃而始及肠，菠菜既滑且冷，而味又甘，故能入胃清解，而使其热与毒尽从肠胃而出矣。”这段话的意思是说，菠菜滑而能通窍，所以可以通便下气，为什么通便下气就能泻体内热毒呢？因为体内的毒和热，无不是肠胃之毒，通了肠胃，热和毒自然也就清解了。在中医里面，一般这种性质滑利的食物，往往都具有通利肠道的作用，所以，当我们出现热证，比如感冒发烧了，同时大便干结的时候，就可以多吃菠菜。平时，如果我身边的朋友感冒了，身体发热，我都会建议他们熬点菠菜汤喝。大家看，懂得了中医的道理以后会有很多好处，面对菜市场五花八门的蔬菜，我们就知道在何种状态下，选择何种蔬菜了。

需要注意的是，菠菜性味寒凉，所以不适合胃虚寒的人吃，腹泻的人也不适合吃。

6. 苦菜——清血分之热

苦菜，虽说吃的时候苦，但得到的却是健康。

苦菜，又叫苣荬菜，为菊科植物，它的名字非常多，有的看上去甚至很陌生，但是，一旦看到实物，大家立刻就认识了，因为在北方的大多数地区，这种野菜遍地都是。东北人吃苦菜，大多是用苦菜蘸酱吃；西北多用它来做包子饺子馅，拌面或加工酸菜；华北食用多为凉拌。我非常清楚地记得，小的时候，每到春天，父母都会端上几盆洗得干干净净的苦菜，蘸黄豆酱吃，虽然微微发苦，但是觉得非常爽口，至今仍然能够回忆起那种美味。现在想起来，春天万物生长，人也容易火大，而这些野菜恰在此时从地里长了出来，我们吃了这些野菜，正好可以祛火，这也许就是大自然的巧妙安排吧。

苦菜性寒，具有清热解毒、凉血止血的功效，对治疗感冒和扁桃体炎都有很好的作用。

《滇南本草》说苦菜能“凉血热，寒胃，发肚腹中诸积，利水便。”意思是说，苦菜有祛除胃热和血热，排出腹中积滞以及通利小便的作用。如果用中医理论来分析，苦菜是入血分的，当血分有热的时候，多吃苦菜就可以解毒凉血，比如当我们的皮肤出现了疮疖疔肿的时候，就可以服用苦菜来解毒消肿。可见，苦菜虽小，作用甚大啊。

7. 莲子——心泻心火

“生生无限意，只在苦心中”，说的就是莲子心。

把莲子打开，里面有一个小小的绿色胚芽，安安静静地抱成一小团，这就是莲子心。别看它只有小小的一点，功效却很大，它能够“清心火”“平肝火”，是个令人赞叹的“灭火”专家。说起莲子心，大家都知道，这几乎就是“苦”的代名词。它味苦，性寒，入心、肺、肾三经，能由心走肾，使心火下通于肾，又能回环上升，使肾水上潮于心。

莲子心不但可以清火，还可以安神，患慢性病导致的心烦失眠者，用它最好；对于发高烧而神志模糊的病人，莲子心也有奇效。除此之外，莲子心还有降压的作用，因高血压而心烦失眠的人可以用莲子心泡茶喝。通常，嫩一点的莲子心泡出的茶味道清淡，而莲子心越老，苦味儿就越重。

莲子心是我经常使用的药食同源之物，我发现，因为现代社会的工作和生活节奏太快了，很多人都有压力，这种压力往往就会转变成心肝之火。有的时候，我去一个单位，给朋友们诊脉，最后发现自己说的话都是一样的，这个人有心肝之火，那个人也有，后来我都不好意思说了。我总结，这可能和工作性质和工作环境有关，一个严厉的老板，下面的员工估计都会有些心肝之火的，怎么办呢？工作还是要做的，但是火不能总是留在体内，这个时候，我会告诉他们，用莲子心三克、竹叶三克，泡开水，然后当做茶来喝，味道虽然苦一点（其实大家喝咖啡都不嫌苦，喝这个也没有问题的），但是可以把心肝之火泻去，这样可以使得我们的身体轻装前进，避免心肝之火进一步发展，最后进入疾病的状态。

8. 丝瓜——皮解毒、络清热、肉润肠

丝瓜是我们生活中常见的蔬菜，我每次到菜市场都可以看到它。我一般买回来后，把它切成片，和鸡蛋一起炒，口感滑滑的，味道独特，很是爽口。但是，大家知道吗？丝瓜在中医里面可是大有说道的啊。

首先，这个丝瓜味甘，性凉，具有清热化痰、凉血解毒的作用，当人出现血热便血、痔疮出血、大肠燥结、大便不利时，就可以多吃丝瓜。我的做法是，把丝瓜切成片或者条，先用油炒一下，再放入水和盐，这样熬汤不但味道鲜美，还可以清热凉血、利肠道。

在古代，丝瓜的汁液是用来清痰热的，那么，怎么收集丝瓜的汁液呢？古人很聪明，他们的具体做法是，把正在生长的丝瓜的下端切去，然后下面放个容器，这样丝瓜的汁液就会源源不断地滴下来，人们就用这个丝瓜汁治疗黄痰咳嗽等

症。当然，现在城市里没有这个条件了，但是，我们可以把从菜市场买来的丝瓜榨成汁，饮用这个丝瓜汁，同样可以清热化痰止咳。

另外，这个丝瓜简直全身都是宝，当丝瓜老了以后，丝瓜里面会有一种网状的干燥纤维，老百姓经常用它来刷锅刷碗，杂货商店里面也都有卖的，但是，很少有人知道它还是一味中药，叫丝瓜络，具有通经活络、解毒消肿的作用。中医认为人和自然界是一体的，自然界中的道理，就是身体中的道理。丝瓜络因为具有强韧的网络结构，所以它的通络作用就比较强，可以疏通我们阻滞的经络，当遇到湿热导致的经络阻滞时，比如腰痛，我会用桑枝配合丝瓜络，加入药方中，很快就会使经络畅通，疼痛消失。在治疗风湿病的时候，这个丝瓜络也是经常使用的药物。

把丝瓜的表皮削下来，也是一味中药，叫丝瓜皮。丝瓜皮具有清热解毒的作用，可以治疗金疮、疔疮，古代的用法是把丝瓜皮晒干，储存起来，用的时候再焙干，研成粉末，然后用酒调敷在患处，可以起到治疗作用。

总之，这个丝瓜全身都是宝贝，从叶到藤到果实，全部可以入药。从一个小小的丝瓜中，我们可以清楚了解人与自然是如何统一的，因为丝瓜从里到外，正对应了人体的由里及表。所以，一个小小的丝瓜反映的却是我们的人体：丝瓜的肉在里面，所以，它可以治疗我们身体内的肠道便血等热证；丝瓜的络在它的中层，所以，它可以疏通我们人体中层的经络，清除经络中的湿热；丝瓜的皮在外表，所以，它可以解除我们体表的热毒，用来治疗疮疔等疾病。大家看这是多么奇妙的事情啊！有人说中医难以掌握，其实，只要我们掌握了生活的哲学，中医就变得很简单了。

9. 黄瓜——清肝经之热

黄瓜性凉，味甘，入肺、胃、大肠经，治疗的病症有：热病口渴，小便短赤，水肿尿少，水火烫伤等。非常适合热病患者吃。比如你的舌头很红，或者舌苔很黄，这个时候吃黄瓜就比较好。尤其是患了热性病，出现津液亏乏的时候，用黄瓜做食材，可以增液滋阴。我遇到这种情况的时候，会用梨、西瓜、黄瓜等一起榨汁，然后让患者喝这个果蔬汁，很快患者干燥的症状就会迅速缓解。

实际上，黄瓜还入肝经，这是古代的医家没有总结出来的，但是，我们不能因为古人的认识程度而限制自己，经研究，黄瓜中含有的葫芦素C具有提高人体免疫功能的作用，达到抗肿瘤的目的。更重要的是，该物质还可治疗慢性肝炎和迁延性肝炎，对原发性肝癌患者有延长生存期的作用。另外，黄瓜中所含的丙氨酸、精氨酸和谷氨酰胺对肝脏病人，特别是对酒精性肝硬化患者有一定的辅助治疗作用，可防治酒精中毒。在中医里面，酒的药性是热的，因此会引起体内的热证，而黄瓜正可以清掉此类热毒，保护肝脏。从这些研究中我们可以看出，黄瓜有清肝经之热的作用，这是我们需要了解的新的知识。

另外，黄瓜中含有丰富的维生素E，可起到延年益寿，抗衰老的作用；黄瓜中的黄瓜酶，有很强的生物活性，能有效地促进机体的新陈代谢。用黄瓜捣汁或者切片涂擦皮肤，有润肤，舒展皱纹等功效，因为黄瓜的药性是凉的，所以对于夏季的皮肤燥热，有很好的滋润作用，这也正是很多女士选择用黄瓜来护肤的原因。

但是，黄瓜不适合脾胃虚弱的人吃，脾本来就怕凉，吃黄瓜很容易伤到脾，总之，肚子痛、拉肚子，或者因为肺寒而咳嗽的人都应该少吃或者不吃黄瓜。《滇南本草》里就说了："动寒痰，胃冷者食之，腹痛吐泻。"

10. 芹菜——泻肝胃之热

我们在菜市场里，每天都会见到芹菜，但是我们不会想到，芹菜也有它自己的性味归经，如果我们掌握了这些知识，就能利用它来调整我们的身体。那么，芹菜到底是调理我们身体的哪部分呢？原来，芹菜性凉，味甘，入肺、胃、肝经，可以清热除烦，又能平肝气，清胃火，凉血止血。大便秘结和高血压的人都可以多吃。这里我需要告诉大家的是，芹菜最主要的作用是入肝经，这是我们要抓住的重点。

当我们身体肝风内动的时候，就会出现头晕脑胀，面红目赤的情况，如果量血压，就会发现血压升高了，此时，如果我们食用芹菜，则可以起到平肝降压的作用。目前现代药理分析也证明了这一点，研究显示：芹菜含酸性的降压成分，对兔、犬静脉注射有明显降压作用；血管灌流，可使血管扩张；用主动脉弓灌流法，它能对抗烟碱、山梗茶碱引起的升压反应，并可引起降压。临床对于原发性、妊娠性及更年期高血压均有疗效。

但是，如果芹菜加热的时间过长，它降血压的有效成分就会被破坏，所以我们可以把芹菜洗干净，用开水稍微烫一下，然后凉拌，这样吃可以最大限度地保留其有效的营养成分。

芹菜入肝经的另外一个作用就是调月经。我们知道，妇女的肝经非常重要，胎、产、月经等都和肝经的疏泄有重要的联系，如果肝经有热，则会出现疏泄过度，导致月经时间过长，我就经常接到这样的咨询，问月经来了十来天了可还是淋漓不断怎么办？其实，如果我们可以判断是血热引起的，就可以食用芹菜，因为芹菜有凉血止血的作用，古代的时候就用它来调经，所以这是一个药食同源之品，对于妇女的这种情况非常适合。我们知道了这些，在去菜市场的时候，面对那么多种菜，就可以知道在什么情况下应该买芹菜回来吃了。

另外要告诉大家的一个知识是：芹菜是疏通肠道的搬运工。我们现在吃的很多食物都是精加工的，里面的膳食纤维非常的少，这对我们是致命的一个威胁，尤其是爱吃肉的人。因为我们的肠道需要一定量的食物纤维，才能保持大便的通畅，如果食物纤维不足，大便就会留在肠道中，很多有毒物质都会被肠道吸收，这就是导致肠癌的一个重要原因。现在肠癌的发病率已经开始逐年递增，这和我们饮食结构的改变是有关系的。同时，这些被吸收了的有毒物质，也会导致我们身体其他系统的紊乱，现代医学认为，很多风湿类等免疫系统疾病，都和肠道吸收了过多的有毒物质相关，以前人们认为便秘没有什么大不了的，其实，您身体的一些顽疾，就是便秘引起的。而芹菜富含植物纤维，正是疏通肠道的最佳食物，它还可以加快粪便在肠内的运转时间，减少致癌物与结肠黏膜的接触达到预防结肠癌的目的；同时，芹菜经肠内消化会产生一种叫做木质素或肠内脂的物质。这类物质是一种抗氧化剂，高浓度时可抑制肠内细菌产生的致癌物质。

所以，无论从中医，还是从现代医学的角度来看，芹菜都是一个非常好的食物，希望大家加深对它的了解，让它为我们的健康服务。

第四节
十大属阳的食物

1. 生姜——解表散寒

药王孙思邈说:“夫为医者，当须先洞晓病源，知其所犯，以食治之，食乃不愈，然后命药。”这段话的意思是，对于疾病，我们首选的治疗方法应该是食物，食物治疗不好，最后才选择药物。那么，如何来选择食物呢？第一步就是要弄清身体的状态，搞明白自己到底是阴虚内热，还是阳虚内寒，然后再弄清楚食物的阴阳寒热，最后，热则寒之，寒则热之，用食物的阴阳来调理身体的阴阳。

前面一节，我们介绍了十大属阴的食物，这一节将介绍十大属阳的食物。在十大属阳的食物中，排在第一的当属生姜。

生姜，味辛、性温、气味芳香而轻，是典型的属阳的食物。大家要记住，属阴的食物最大的特点是性寒性凉，味道偏苦，药性向下，当人体内的阳气太盛，内热太大之时，我们就可以用它来使身体内的阳气下降，从而达到阴阳平衡；而属阳的食物最大的特点是性温性热，味辛气轻，药性向上，它们的主要功能是让身体内的阳气上升，所以，当人体内的阴气太盛，内寒太大之时，我们就可以用它来提升阳气，温经散寒。

生姜最大的功能就是行阳散气，人们常说：“上床萝卜下床姜，不劳医生开药方。”意思就是，早晨是人体阳气上升的时候，姜是纯阳之物，这时，人吃了姜，就可以帮助阳气生发，推动气血运行，让人一天都精神振奋。不仅如此，由于生姜具有发散的作用，所以，当人们受了风寒之时，就可以用生姜熬水，来驱散身体表面的寒气。与此同时，如果人受寒了，热胀冷缩，身体内的气就会凝固不动，这时人就会呕吐和呃逆，碰到这种情况，我常常让他们喝一些生姜水，因为生姜味辛、气轻，有很强的发散作用，能行阳散气，身体内凝固的气一散开，病自然就好了。所以，中医常说：“生姜为呕逆圣药”。

需要注意的是，阴虚火旺，舌红苔黄或者目赤内热的人，最好不要吃姜。

2. 韭菜——补肾起阳

韭菜，又叫“起阳草”，光从这个名字里就可以看出，韭菜毫无疑问是“属阳”的食物。它性温，味辛，有补肾起阳的作用，因此，民间又有“男不离韭，女不离藕”的说法。韭菜属阳，所以适合男士吃，可以壮阳；藕属阴，因此适合女士吃，可以滋阴。

韭菜适合于寒性体质的人多食。但胃虚有热、阴虚火旺的人不适合吃韭菜。

韭菜适合春天食用。“春食香，夏食臭”，春天肝木风动，阳气生发，吃韭菜有利于补脾胃之气，补脾胃之气也就是补全身之气，有利于在春寒料峭的天气保持身体的阴阳平和。

3. 小茴香——暖下腹

小茴香是常用的香料，因为它能除去肉类的腥臭之气，增添肉食的香气，所以得名“茴香”，大家注意，茴香有两种：一为大茴香，一为小茴香。大茴香即我们说的八角，小茴香的形状好比谷粒。

小茴香，味辛，性温，归肝、肾、脾、胃经。它能温肝肾、暖脾胃，理气和中。奇妙的是，它还可以治疗疝气，也就是“小肠气”，为此，还留下了一段佳话。

相传，清朝末年，俄罗斯的富商米哈伊洛夫正在游览西湖，就在他陶醉于江南美景之时，疝气不合时宜地发作了，直疼得米哈伊洛夫抱着肚子大喊大叫。遇见这种紧急情况，富商的随行医生毫无办法。船夫赶紧向他推荐了一位老中医。老中医来了以后，用一两小茴香研成碎末，让病人用绍兴黄酒送服下去，约莫过了二十分钟，米哈伊洛夫忽然觉得不那么疼了，再过了一会儿就完全不疼了。他还以为中医给他用了什么稀世珍药，结果一问，是小茴香，他连称神奇。

原来，小茴香可以散寒止痛，和胃理气，而疝气，也叫小肠气，主要是因为寒气积邪于小肠之间，才导致小腹疼痛，睾丸胀痛。小茴香味辛性温，具有驱散脾胃和小肠寒气的功能，所以，它治好了俄罗斯富商的疝气。由于小茴香有温暖下腹的作用，如果女性朋友遇到寒凉导致的痛经时，也可以用小茴香煎水喝。

小茴香一般是针对寒证，如果是胃、肾多火，小肠多热的人，使用了小茴香，反而会加重症状，因此，体内有热毒的人禁用小茴香。

4. 川椒——驱寒祛湿

说起川椒，北方人可能会愣一下，什么是川椒呢？没听说过呀。其实，它的俗名就是花椒。产于秦地的叫秦椒，产于蜀地的叫川椒。川椒，味辛，性热，有毒，当然，这是指花椒生的时候，“川椒，闭口者杀人”。

川椒，大热纯阳，可以入脾、胃、肺、肾诸经，能够温脾胃，补命门，散阴寒，驱蛔虫，止疼痛，燥风湿，作用非常多。

用川椒煮水泡脚可以燥湿驱寒，著名中医施今墨的养生习惯就是每晚必用花椒水泡脚，道理就是，花椒水能祛湿散寒，温脾胃，补命门。脾胃是后天之本，命门是先天之本，温先天之本，补后天之本，这是固本培元的重要方法，而湿邪若是进入了身体，是最难祛除的，久了就会变成终生不去的病。所以，施今墨先生摸准了这些要害，给自己琢磨出了这样一个养生的方法——煮花椒水泡脚。

建议大家也坚持使用这个方法，尤其是南方的朋友，一定要用。因为南方雨水多，湿气重。说到祛湿，这里还不能不提一下辣椒。南方人爱吃辣子，不光是他们的口味喜好，更是他们的生活需要，可以帮助燥湿御寒，保持体内阴阳的和谐。但是有些南方人到了北方，依然爱吃辣椒，后来发现不妥了，原来不长痘痘的，现在吃了辣椒，鼻子发红，脸上长痘。这都是因为环境变了，原来吃辣椒能祛湿气，现在北方本来就干燥，吃了以后只能是增加身体的热和燥，脾胃之火反而上来了，所以痘痘也跟着冒出来了。一样的道理，北方人在炒菜的时候，花椒一定要少放，否则，只能促使身体寒热失调。阴虚火旺的人，还有孕妇也不要吃花椒。

5. 胡椒——温中散寒

胡椒是辛热纯阳之物，如果体寒，吃了可以驱寒，但如果体热或容易患热病的人吃了，那就会动火伤气，加重病情。

李时珍在《本草纲目》里写过，他自小就特别喜欢吃胡椒，达到了酷爱的程度，结果年年都得眼病，当时也没有怀疑到是胡椒的问题，后来慢慢就知道了，于是咬牙改掉了这个习惯，眼病也就好了。胡椒为什么会有这些特点呢？就是因为它能引动体内阳气的生发。辛味走气，热性助火，所以凡是咽喉肿痛、牙疼和有眼疾的人一定要忌食胡椒。

吃药要对症，吃饭也要对症，胡椒对体内有热的人不宜，但对于体寒的人则是最好的药。胡椒能温中散寒，壮肾气，如果是胃寒、腹泻、虚冷的人，可以适当吃些胡椒。

同时，胡椒具有开胃的作用，我曾经写过明代医学家张景岳，在治疗自己的儿子时，明明知道需要温补，可小孩子就是服不下去药，结果急得团团转，怎么办呢？最后他想到的办法就是用胡椒粉，泡在粥里，给孩子喝，结果孩子果然胃口打开，可以服药了，终于得救。

在今天，我们也可以这样用，如果在某段时间胃口不好，尤其是受凉引起的，就可以在做菜的时候，放入一点胡椒粉，这样可以帮助我们打开胃口，增进食欲。

6. 南瓜——温补脾气

南瓜、苦瓜、胡萝卜、番茄、大蒜和黑木耳被称为“蔬中六友”，其中前面提到的苦瓜是属阴的，番茄和黑木耳也是属阴的，南瓜和大蒜是属阳的，胡萝卜是属于平性的。

南瓜性温，味道甘美，入脾胃两经，可以补中益气，对于脾虚气弱的人很有补益作用。对于糖尿病患者，南瓜是一种很好的蔬菜，因为它可以阻止血糖的迅速升高与降低，有稳定病情的作用，这和中医论述的补脾有相通之处。

我的母亲就曾经血糖偏高，当时我们没有采用服药的方法调理，而是全部采用食物疗法，就是吃山药和南瓜、苦瓜，平时经常用它们做菜，结果，血糖控制得非常好，已经很多年了，现在仍控制在正常的范围之内。我们做南瓜的方法很简单，就是将南瓜切成几块，放在锅里蒸熟即可，味道甜甜的，很好吃。

但是一向体质偏热或有胃热的人应该少食。南瓜补气，所以，患气滞湿阻的人也不要吃或者少吃南瓜。

南瓜不要多吃，多吃以后，一是容易引发脚气，二是容易引发黄疸。中医本来是讲究以色补色的，南瓜色黄，吃多了会得黄疸。我就见过这么一件事情，一个女孩儿特别爱吃南瓜，每天必喝南瓜粥，结果一段时间以后，她发现自己皮肤变黄，手掌心也变黄了，以为自己得了肝病，结果到医院一检查，没有问题。医生询问来去，最后，发现她就是南瓜吃得太多了。

7. 香菜——散寒行气

出去聚餐的时候，服务员常会特别问一下，您吃香菜吗？有人赶紧说，要；有人赶紧摇摇头，不要。爱吃的人，不用知道其好处他也爱吃，不爱吃的人呢，说不定知道了它的好处，就可以接受它的味道了。

香菜，因为可以提香，所以得名“香菜”，在北方俗称“芫荽”，是人们经常食用的香料类蔬菜。香菜的香味儿，有刺激性，可以解表散寒，尤其对外感风寒的人，能起到驱寒发汗的作用。这一点，香菜和葱白的作用相似。

《本草纲目》认为：香菜辛温香蹿，内通心脾，外达四肢，可以辟不正之气，行心脾正气。

但因为香菜能动气，所以是发物，吃了以后容易导致旧病复发。

另外，特别提醒，有胡臭的人不能食用香菜，有口臭的人也不宜食用香菜，食用了以后，问题会加剧。就算是体质平和的人也不宜多吃，多吃会影响视力，并且损耗阴阳之气。

8. 栗子——温补脾肾

栗子是属阳的食物，很补，它的补益作用甚至能和当归、人参、黄芪媲美，但吃多了容易导致脾胃积热。

栗子性温，味甘，入脾、胃、肾三经，在民间有“铁杆庄稼”“木本粮食”的美称。对于脾胃虚寒的人来说，它可以益气健脾，厚补胃肠。而且，栗子还有补肾的功能，古时候人们又把栗子叫做肾之果，如果老年人因为肾虚导致腰酸背痛的话，也可以吃它来补益。但一定不要吃多，栗子这东西就是“生极难化，熟易滞气”，可见，凡事都要讲究个适当和分寸。

9. 洋葱——发散表寒

大葱、大蒜，还有洋葱，很多人不太喜欢，原因主要是怕它的味道，吃完以后，说话别人都躲着，所以很多人拒绝吃洋葱。而且切洋葱的时候，还会眼泪直流。不过在国外，洋葱可是被誉为“菜中皇后”。大家也能发现，西餐里很多时候都会用到洋葱。

我们可以总结一下，凡是像辣椒、川椒、胡椒、洋葱、大葱、大蒜这些味道辛辣、气味刺激的食物，大都是属阳的食物，吃后可以引动体内的阳气。《黄帝内经》说：“辛散、酸收、甘缓、苦坚、咸软。”辛辣的气味具有发散的作用，所以，它能鼓动阳气，发汗解表。如果是外感风寒，用它们来驱寒非常有效。

洋葱味甘，微辛，性温，入肝、脾、肾、肺经，具有温中通阳、理气和中、健脾进食的功效。不过，它最主要的作用还是发散风寒，如果你感冒了，觉得冷，可是又不出汗，这时就可以多吃点洋葱，用洋葱熬水喝也可以，你会发现，无汗和鼻塞不通的症状很快就能缓解。但是体热的人不适合吃洋葱，我认识一个朋友，他只要一吃洋葱，不管多少，吃完就会咳嗽，这是因为他体内有热，吃了洋葱，热上加热，当然就会咳嗽了。

10. 大葱——发表通阳

大葱味辛，性微温，有发表通阳的作用。俗话说：葱辣眼，蒜辣心，辣椒辣两头。葱的味道很有刺激性，这种辛辣的气味可以帮助人体将表寒清透出去，从而解除感冒发冷的症状。

用来治感冒的时候，我们通常是用葱的鳞茎部分，也就是平常所说的葱白。葱白归肺经和胃经，《本草经》认为葱白“主伤寒寒热，出汗中风”。感冒的时候，用葱白熬水，趁热喝，然后捂一点儿汗，鼻塞和发冷的症状就会缓解。民间偏方三根汤，即用葱根、白菜根、萝卜根煮汤的方子，也是用来治疗轻微感冒的，同样是起发散表寒的作用。

其实，我们中医很早就开始使用大葱了，张仲景就是使用葱白的高手。比如，在《伤寒论》里面，他就在好几处写到了葱白，最有名的是白通汤，葱白就是其中主要的一味药。这个方子是治疗少阴证的阴盛格阳之证的，此时人体内部阴寒偏盛，把虚阳格拒于外，是个危急证候，张仲景就用葱白来通上彻下，破阴阳格拒的格局，从而使阳气来复，阴阳调和。明白了这个道理，我们就懂了为什么国人做菜总是放葱花，其实味道好是一方面，另一方面是它可以起到通调气机、宣通阴阳的作用，这就是我们老祖宗的聪明之处。生活中处处蕴含养生之理，我们不可不知啊。

答读者问

舒筋散问：

“薏米性微凉，如果脾胃过于虚寒、四肢怕冷较重的人，还是不太适合的。”——这是中里巴人推介薏米时说的，不知罗先生以为对否？

罗博士答：

脾胃过于虚寒的人，可以用炒薏苡仁，一般情况下，在用药的过程中，薏苡仁很少单独使用，多是和其他的药物配合使用，所以偏性多能被校正，比如和白蔻仁一起用，白蔻仁的温热之性就校正了薏苡仁的微寒之性，这是中医用方之妙。所以我认为可以这样说：如果是阳虚之人，一般不要单独使用薏苡仁，以防止伤阳，但是可以和其他药物配合使用。

其实，薏苡仁最主要的使用指征是必须有湿气，如果大便燥结，毫无湿气可言，就不能用薏苡仁了。

新浪网友问：

罗老师，您好！请问老人感冒久咳怎么办呀？我们这些子女都长期在外地，电话里听到心都碎了，又帮不上忙，她现在只有黄痰和咳嗽，其余没有什么症状，都咳了半个月了，有什么安全的食疗的方法吗？感谢！

罗博士答：

朋友，有黄痰说明体内还是有热，一定要清除，可以用些枇杷叶、浙贝母、连翘等药，应请当地的医生给把把关，我觉得这三味药应该是可以用的。咳嗽并不可怕，主要是要把热清掉。咳嗽也不是一两天就能痊愈的，只要认准痰黄，使用清热化痰的药物，方向就不会错，等黄痰清掉以后，用点杏仁等降肺气的食物就可以了。

新浪网友问：

博士，孕妇体内湿重，大便不成形，可以吃什么调理？杏仁露吗？

罗博士答：

朋友，孕妇最好不服用药物，如果体内湿气重，可以多晒太阳，增加一点运动量，以晒太阳为主，以此来振奋阳气；阳气振奋了，就可以把湿气去掉，这是最自然的方法了。

新浪网友问：

罗博士好，我女儿今年八岁，一个月前患感冒留下个病根，就是咳嗽不断。吃了很多药，咳嗽总断不了根。您在《养生堂》中讲酸石榴止咳后，我给孩子用了一下，结果，喝了两次就好了，非常感谢罗老师，不知道石榴原来还有这么大的作用！

罗博士答：

很多人问我："酸石榴为什么会有那么大的作用呢？"我借这个机会来讲一讲。酸石榴治病，关键在于一个"酸"字。中医说："辛散、酸收、甘缓、苦坚、咸软。"意思是酸味有收敛的作用。酸石榴因为它酸，所以可以收摄肺气，治疗肺虚咳嗽；一般久咳，咳的时间长了，肺气就虚了，这时用酸石榴很管用。由于酸石榴有收涩的作用，所以，它还可以止泻，比如秋天天一凉，小儿腹泻多，就可以把石榴连皮一起捣烂，喝这个汁，效果不错。

第六章

身体寒热不均，调理各有绝招

凡是外感病，第一时间的反应非常重要，如果刚刚发现感冒迹象，就马上采取措施，那很快就可以将病堵回去。我一再提醒大家，外感病的最初阶段很重要，就像着火了，刚刚有个小火苗，浇一杯水或者拿衣服一扑，它就灭了；如果等到整个屋子都烧起来了，甭犹豫，快跑吧，除了消防队谁都灭不了它。

第一节
石膏粳米汤：最快最有效的退烧方法

这两天很多人问我：“罗博士，你看我得的是风热感冒还是风寒感冒？”我被他们弄得哭笑不得，看来他们都不了解我对感冒的看法。其实，风热和风寒我认为只是感冒的不同阶段，很多时候两者还是同时存在的，往往是在体表为风寒，邪气进入体内是风热，外寒内热的现象大多数时候是同时存在的。

感冒时，虽然大多数人都是外寒内热，但治疗的时候，还是得根据具体的情况有所调整。举个例子，内热如果很重的话，患者会发烧不退，这时候就得加一味清内热的药，就是生石膏。

前两天有位朋友发烧，去了协和医院，医生大致判断他是“甲流”，但说现在“甲流”太多，不做检测了，只给他开了罗红霉素和双黄连，让他回家休养。回家后，他烧到了三十九度左右，来电话问我怎么办，我就向他推荐了石膏粳米汤。我让他去药店买生石膏十五克（量不算大），然后用一把大米和它一起熬，等米熟了，就喝那个米汤。一般烧过了三十八度的人可以使用这个方法，三十八度以下就不用了。

这位朋友下午服用了生石膏米汤（注意不要用熟石膏），结果到了晚上，体温就正常了，后来再也没烧过。

民国名医张锡纯就特别善用石膏。

张锡纯说：“生石膏治温病初得，其脉浮而有力，身体壮热。并治一切感冒初得，身不恶寒而心中发热者。”他的石膏粳米汤一方，用起来真是如有神助。

1916年，各地爆发了护国运动。就在这一年正月的上旬，张锡纯随部队巡防营调动，从广平移师到德州。

他们是在邯郸上的火车，从南向北进发，当时正值冬天，正月里，天气寒冷，而那个时候调动部队用的火车都很破，连车窗都是破的，冷风从车窗吹入，寒风彻骨，结果等到了德州的时候，同行的有五六个人都病了。

这些人是什么症状呢？发烧，但是一点汗也没有。

这是什么病啊？正是中医所说的伤寒，也就是风寒感冒，原因是被冷风吹到了。开始的时候，先是身上冷，如果这个时候没有加以控制，则会入内化热，变成身上高热、发烧、心烦，一般还有出汗的症状。

张锡纯看这些士兵都不出汗，身上发热，就明白了。患者不出汗，这是寒邪仍然郁闭于肌表；身上发热，这是寒邪进入体内。这些患者是典型的外寒内热。怎么办呢？于是，他就想了一个办法——用生石膏和粳米熬汤。生石膏用二两，压成细末，粳米就是我们吃的大米，用二两半，这叫石膏粳米汤，是张锡纯自己创立的方子。大家看，生石膏是透内热的，它可以将热邪从里面清透出去；大米熬成的米汤趁热喝下，借着这股热气，可以让身体出汗，驱散体表的寒气；同时粳米还可以调和胃气，既不让生石膏伤了胃，又能让生石膏的药性逗留于胃中，可以更长时间地发挥作用。

这些士兵喝了热米汤后，出了一身汗，病就都痊愈了。

张锡纯一生用石膏粳米汤治好的病人有数千之多。

还有一次，张锡纯到了沈阳，沈阳县知事朱霭亭的夫人患了温病，非常厉害，朱霭亭听说过张锡纯，于是就求他给看看。

张锡纯到了一看，这位夫人头下枕着一个冰袋，头上又悬着一个冰袋，顿时愣了，问这是干什么呢？

朱霭亭说在这之前，请了日本的医生，他们用这种方法来退热。

张锡纯忙问，见效了吗？回答是没有。此时，这位朱夫人已经闭着眼睛，昏沉沉像是在睡觉，大声呼喊没有任何反应。诊她的脉，是洪大无伦，按下去很有力。

张锡纯说："这是阳明府热，已经到达极点了，外面再用冰敷，热已经向里面走了。"

朱霭亭急了，忙问还有救吗？张锡纯回答，还可以抢救。

于是，他就用生石膏四两、粳米八钱，熬出了四茶杯汤，然后慢慢地灌了下去。

结果，这个药刚喝完，患者就苏醒了，然后，张锡纯开了个清郁热的方子，两剂下去病人就痊愈了。

朱霭亭这个惊异啊，心想，这个人的本领太大了，连忙命令自己的公子朱良佐，立刻拜张锡纯为师。

这个石膏粳米汤，我现在也经常用，一般情况十几克基本就够了；如果发烧严重，可以让当地的医生帮助斟酌一下分量。

第二节
一杯苏叶水：感冒发冷时的神药

凡是外感病，第一时间的反应非常重要，如果刚刚发现感冒迹象，就马上采取措施，那很快就可以将病堵回去。我一再提醒大家，外感病的最初阶段很重要，就像着火了，刚刚有个小火苗，浇一杯水或者拿衣服一扑，它就灭了；如果等到整个屋子都烧起来了，甭犹豫，快跑吧，除了消防队谁都灭不了它。

感冒的最初阶段，一定是发冷。这分两种情况：一种是空气寒冷导致的；另外一种是病毒导致的。但无论如何，只要一觉得寒冷，就要立刻让身体温暖过来，这是防治感冒的第一个重要阶段。我的方法是喝苏叶水，也可以用苏叶水泡脚，只要身体一出汗，驱散了外寒，警报也就解除了。

那我们就来说说这个苏叶吧。

我的老家东北有很多朝鲜族同胞，他们开的餐馆非常火暴，有时候客人都要在门口排队等。记得我在中学的时候，有一次随家人到一家朝鲜族的餐馆吃饭，席间，烤牛肉上来了，旁边还放着一个小草筐，里面摆放着整整齐齐的绿叶子，服务员告诉我们，烤好的牛肉，要蘸上佐料，然后用这个叶子包着吃。

我只吃了一口，就放不下了，直到今天我还认为，这是我吃过的最好吃的东西了，简直是人间美味啊！那种植物的清香无可比拟。

那么，这个叶子是什么呢？它就是苏叶。苏叶其实就是食物，是朝鲜族日常食用的一种蔬菜，他们用它制作咸菜，或者生吃。当时我怎么也没有想到，很多年以后，我会学习中医，然后会用这个苏叶给大家调理身体。

苏叶又叫紫苏叶，全国几乎任何地方都有，我们家的窗前就长了很多，自从我知道它后，经常摘来洗干净了吃。苏叶的具体作用是：发表，散寒，理气，和营。它性味辛温，是属“阳”的药物。苏叶的味道非常特别，含有一些挥发物质，比如紫苏醛等，我们现在也无法搞清楚它的味道是如何形成的，但是这并不妨碍我们用它来调理身体。

那么，该怎么用苏叶来养生呢？

《本草化义》中说：“紫苏叶，为发生之物，辛温能散，气薄能通，味薄发泄，专解肌发表，疗伤风伤寒……凡属表症，放邪气出路之要药也。”这段话说出了苏叶的一个重要用途。我们受寒了，会感觉身上发冷，流清鼻涕，打喷嚏，这都是肌体要防御但力不从心的状态。这个时候怎么办呢？就要立刻动员身体的防御体系，振奋体表的机能。用什么来动员呢？我通常就用苏叶，每次三五克，用开水泡几分钟，然后喝下去。没多久，您就会感觉自己身上热了，开始微微出汗，感冒的症状慢慢消失了。这是因为苏叶刺激了我们的气血，产生了足够的抵抗力，把外邪给控制住了。

这里面的要点是，苏叶的挥发物质在起作用。所以，我们不能长时间地熬苏叶，这样会破坏挥发物质。通常是用开水泡，或者开锅两三分钟就可以了。

还有一个要点，就是不能空腹服用，那样元气不足，就无法发汗了，一定要在肚子里面有食物的时候，才能用发汗的方法来调理身体。

还有一个方法，就是在喝苏叶水的同时，也可以弄一盆热水，把剩下的苏叶水倒入里面泡脚，这样身体会温暖得更快。

这个方法我告诉了很多人，很多朋友都因此受益。我自己也经常用，比如哪一天下大雨了，自己在风雨中走来，裤子都湿了，鞋里面也都是水，回到家里，我就会用苏叶水来泡脚，很快就暖了过来，这是一种保养自己的方法。

第三节
生姜：最简便的驱寒食物

姜分为干姜、生姜、煨姜、姜皮、炮姜等。干姜并不是生姜直接晒干而成，姜最早的根茎叫母姜，这个母姜晒干叫干姜。如果母姜放入地下，发芽，长出其他的根茎，这些当年生的茎块，叫生姜。生姜不是母姜，民间有一句俗语“姜还是老的辣”，说的就是母姜。而生姜的辛辣之性比干姜要差一点，生姜以发散为主。

生姜是我们做菜的主要佐料，孔子就很喜欢吃姜，其后很多文人也都热爱姜，苏东坡说，长吃生姜还有延年益寿的作用。

生姜既是居家过日子必不可少的调味品，又是物美价廉、随手可用的保健品。据研究，生姜含有姜醇等挥发油，对胃酸、胃液的分泌有双向调节作用，可增进食欲，促使肠道蠕动，消除肠胀气。所以民间有谚语说：“早上三片姜，胜过饮参汤。”“每天三片姜，不劳医生开处方。”当然，严格来说，有热证的人还是不适合吃姜的。

生姜味辛、性温，归肺、脾、胃经。功效解表散寒、温中健胃止呕、化痰止咳。这是什么意思呢？

第一，生姜可以解表散寒。如果我们被冷风吹到了，切几片姜熬水，喝下去身上立刻就会温暖起来，甚至会出汗，这样寒邪就被排出了，这叫解表散寒。

第二，生姜可以止呕。如果是脾胃不和引起的呕逆，尤其是寒性的呕逆，弄点姜汁喝下去，就可以止呕，效果非常好。姜汁的做法是这样的，把生姜捣碎，兑入一点水搅拌，然后把汁沥出，这就是姜汁了。并不是把生姜放入搅拌机中搅碎榨汁才算姜汁。

第三，生姜可以化痰止咳。如果因寒导致咳嗽或者有寒痰，这时加入生姜，效果不错。《伤寒论》里一共用生姜三十九次，基本上都是用来散寒、止呕、化痰的。

这里，给大家介绍一个养生方法——

冬天空气特别寒冷，我们早晨起来上班，走得急，就会吸一肚子的冷气，有的人甚至会明显觉得胃难受，怎样应对这种情况呢？大家可以在出门的时候含片生姜，让唾液慢慢地跟姜汁混合，然后咽下，最后把姜片慢慢地嚼碎、吐掉或者咽下。这样就可使前胸保持一股暖气，不受外面风寒的影响。这个方法不是我自己编出来的，《本草纲目》里面记载说："早行山行，宜含一块，不犯雾露清湿之气及山岚瘴气。"

干姜和生姜不同，生姜发散的性质比较突出，有发汗的作用；干姜发汗的作用不明显，但它却是一味温里的良药。中医里面有句话，叫"附子非干姜不热"。《伤寒论》中著名的温阳方子——四逆汤，就是附子和干姜搭配，用来回阳救逆，此方是中医里面的一个派别——火神派的利器。火神派的一些大师，经常用这个四逆汤来救人于危重。如果病人危重，阳气虚微，正气根本无法驱邪外出，这个时候使用四逆汤，可以振奋人的阳气，使患者出现生机。

冬天里，有时我们穿得少了，风会直接吹到肚子上，尤其是在室外时间长了，我们的肚子很容易受寒，这往往会引起肚子痛，有的女士会更严重一些，这时候家里如果有干姜粉，就可以冲服一点，能起到暖中的作用。干姜粉超市就有卖的，购买很方便，一般冲服一次就可以了。同时用热水泡泡脚，可以很快缓解受寒的症状。

第四节
羊肉汤：最好喝的驱寒药

前几天，在北京电视台的拍摄现场，我在台上讲中药，等到中间休息，制片人突然招呼我，表情很紧张，说有人病重，我吃了一惊，忙走下去问怎么了。

原来，现场一位负责技术的工作人员，病得不轻，挺不住了，这才找我。这位工作人员身体疲惫，说话无力，额头很热，但不知道发烧多少度，当时，他的眼皮有些发肿，舌质淡，苔薄白，脉紧，身上发冷，冷得胳膊都抱在一起。但是嗓子不痛，也不咳嗽。

这种情况很明确，他受了寒邪，这是冬天最突出的一种邪气，而且他的表现非常典型。

很多人感冒最突出的症状就是怕冷，中医叫恶寒，一般是无汗。在中医里面，恶寒和畏寒不同，被寒邪侵袭导致的恶寒，是盖上被子加上衣服以后还感觉冷，这是实邪；如果穿上衣服，就不冷了，这是畏寒，是阳虚的表现。

那么，此时该怎么处理呢？

我以前说过，可以用苏叶熬水的办法把寒邪从体内驱散出去。但那是在一般的天气下，偶然感寒，寒邪并不严重，而且只是在体表，所以用苏叶就可以了。这次的情况不同，这是一个极端寒冷的季节，寒邪往往直接深入。

这位朋友的寒邪很厉害，脸都青了，我分析寒邪已经不完全在体表了，他整个人都感觉从里到外的冷，这说明寒邪已经进入体内。

此时，最好的办法就是让他的身体温暖起来，让气血运行正常起来，这样就能够抵抗邪气了。我出了一个食疗的方法——让他赶快回家熬肉汤，里面放一些干姜、生姜、胡椒粉等温热的调料，然后喝汤。我问他还能自己回家吗？他说可以，就一个人拖着疲惫的身体回家了。我再次上场，接着录制节目，前后不过五分钟时间，录制现场的二百多位观众都没有察觉。

那么，喝肉汤到底管不管用呢？

过了两天，又看到了他，人已经神采奕奕的了，我问："好了？"

他笑着回答："肉汤真好喝。"

这是什么道理呢？

不知道大家是否还记得，我在讲朱丹溪的故事时，提到过朱丹溪的老师罗知悌。他给一个和尚治病，和尚的身体虚弱不堪，他就让朱丹溪去买猪肚和牛肉，熬汤给这个和尚喝，结果和尚就慢慢地缓过来了，这个时候，他才使用攻下的方法驱除邪气。

这又是为什么呢？原来，这些肉汤可以增强我们的体质，比如羊肉，金元四大家之一的李东垣就说："羊肉，甘热，能补血之虚，有形之物也，能补有形肌肉之气。"故曰："补可去弱。"

在寒邪严重的时候，正气不足的人很容易受寒，因此，必须补足正气，也就是增加体能才能抗邪外出。这和其他季节偶尔感寒，邪在体表，用点儿苏叶是不同的，此时情况更严重，所以需要更强的力量，才能驱邪外出。

肉汤里加入干姜，是用干姜来振奋脾阳，使体内温暖，取的是理中汤的方意，加入胡椒粉也是这个作用。像这种极端寒冷的天气，寒邪往往会进入足太阴脾经，甚至是足少阴肾经，区别是：在脾经的寒邪，往往脾胃症状明显，肚子冷痛，容易腹泻等；进入肾经的寒邪，往往表现为人很困倦，大白天就想睡觉，术语叫“但欲寐”，这在中医叫太少两感（太阳少阴同病）。

熬肉汤，选牛羊肉为好（朝鲜族可以用狗肉），以羊肉为最合适。以羊肉入药的方子，如张仲景的当归生姜羊肉汤，就是用来治疗血虚有寒的；以牛肉入药，最著名的是朱丹溪的倒仓法，这个倒仓法我在书里讲过，后世很多医家都从朱丹溪这里，悟出了不少牛肉的用法，说它主要是入脾经的。猪肉是滋阴的，所以并不适合。

这是一个食疗的思路，效果很好，一般喝下去后，全身温暖，精力变充足，很快可以汗出而愈。如果大家遇到了寒邪侵袭，如果不是那么严重，可以用食疗的方法自己调理一下。

这种方法，用得越早越好，在感觉寒冷的第一时间用上才最有效。需要注意的是，此时患者还没有咽喉肿痛等内热证，主要就是一个全身冷的症状。如果病情发展到舌苔干黄、痰黄、鼻涕黄、咽喉红肿热痛的时候，则需要配合清热解毒来处理。

第五节
三仁汤：祛暑湿最灵验的方子

总有朋友问我："为什么你老是写感冒？难道你只会治疗感冒？"

是啊，为什么我老是写感冒呢？

这源于我在学医之初的切身经历。

我的老家在东北，天气冷，每到流感季节，整个城市估计会有几十万人患感冒，走在商场里，鼻音重的人随处可见，医院打点滴的地方要排队等候。

当时看到流感肆虐，我很着急，于是找了一位著名的《伤寒论》专家，希望能研究流感给政府提供资讯，结果老专家笑笑，不置可否。

最没面子的是，我自己感冒的时候也很迷惑，一感冒，我就拿着教科书开始分析，自己是风寒感冒还是风热感冒，结果等到感冒好了也没分析出来。

大家可不要小瞧这个感冒啊，人类医学史上最霸道的敌人就是感冒了。在经历了很长时间的思考后，我觉得，医学工作者首先要知道如何治疗感冒，这是第一步功课，然后才有资格去治疗其他的疾病。

那么，中医是怎么认识这些外来的疾病的呢？

传统的中医认为，世界上有六种邪气，叫风、寒、暑、湿、燥、火，其中风、寒、湿偏重于阴，暑、燥、火偏重于阳。这些邪气侵入人体，就会致病，包括感冒。这六种邪气我们称它为六淫，意思是，这六种东西本来是大自然的正常现象，叫六气，但如果过分了（淫是过分的意思），就会造成人体的阴阳失调，人体阴阳一失调，病邪就来了。因此，只要我们控制住这六淫，使身体正常运转，那疾病就会离开我们。

然而，这六种邪气并不是单一地向人体发动进攻，它们常常会狼狈为奸，结伴而行，比如风和湿结合在人体内形成风湿；比如风和寒结合在人体内形成风寒；比如寒和湿结合形成寒湿……这里我们主要来讲一下，湿和暑结合在体内形成的暑湿。

一遇到又闷又热又湿的天气，体内往往就会有暑湿，此时一感冒，便会形成暑湿感冒。这种感冒与一般的感冒不同。一般的感冒只是热或寒一种，暑湿感冒除了热之外，还有一个湿。怎么来对付这种感冒呢？我选择三仁汤。

三仁汤，就是杏仁、白蔻仁、薏苡仁这“三仁”，加上半夏、竹叶、厚朴、通草这几味药。如果舌苔黄，也可以加入少量的黄芩、黄连，有三五克就可以了。

这个方子里的“三仁”都是祛湿的，其中杏仁开肺气，中医认为肺为水之上源；白蔻仁开中焦之气；薏苡仁泻下焦水湿。水湿一去，身体自己就恢复了。根据我的体会，这种暑湿感冒用三仁汤以后，恢复得极其迅速，往往一两天就可以解决问题了。

另外，在暑湿的天气里面，就算我们再怎么口渴，也不要无度地饮水，尤其是冰水，最好是喝常温的水。而且在暑湿的天气里，很多心肺功能不好的人会觉得很难受，甚至犯病；还有一些患皮肤病的人，此时也会旧病复发，这都是因为暑湿捣乱的缘故。

这个时候，我们就要想办法祛除暑湿。

暑与湿结合在一起是很难处理的，但只要我们把湿气去掉，依附在湿气上的暑气也就无所依托了。具体的养生方法是——

首先，在做饭的时候，大家可以放入一把薏米，也就是薏苡仁，这个药其实也是粮食，古代都是给皇上吃的米，它有祛除湿气的作用。同时，在喝饮料的时候，可以选择杏仁露，因为杏仁是开肺气的食物，肺气一开，全身的气机就都流通了，那么水湿也很容易散去。

其次，可以买点白蔻仁，药店和菜市场都有卖的，回家后拿出几个，捣开，炒菜的时候放进去，也可以起到行气化湿的作用。

如果暑湿天出现了感冒，那很可能就是暑湿感冒，自己可以对着镜子观察舌苔，如果发现舌苔突然变得白厚或者白苔满布，这就说明湿气重了，可以找医生商量一下，看看是否该用三仁汤。

对于桑拿天出现的皮肤病，三仁汤的疗效也非常好。

有位朋友在桑拿天的时候，胳膊上出现了很多红点，一片片的，在皮肤上若隐若现，很恐怖，他自己不知道这是怎么回事，涂抹了药膏也无效。根据天气的特征，我给他开了三仁汤，后来他自己说，服药后出了一身的汗，第二天红点就消失了。

需要注意的是，在暑湿的天气里，大家都容易贪凉，很多风湿病就是在这时患上的，因为此时毛孔开张，身体很容易吸进空气中的湿寒之气。

另外，这些祛湿的方子孕妇不能服用，如果服用，需要医生具体指导，因为有些药的药性是下行的，大家自己无法判断。

第六节
瘦猪肉炖莲藕：暑热天的救命汤

一到了热天，全国各地的高温此起彼伏，北京有那么几天也热得快到40℃了，我甚至觉得，在北京生活和在上海生活没多大的区别，都是一个温度嘛。

那么，在这种天气里，我们要注意些什么呢？又该如何安全度过这样的天气呢？

首先，我们要知道这种天气到底有哪些特点。

热跟热是不同的，为什么呢？因为，中医对节气的变化很重视，同样是热，但随着节气的不同，会出现两个叫法，在夏至以前，那是温；在夏至以后，性质就变了，就叫暑了。《黄帝内经》说："先夏至日者为病温，后夏至日者为病暑。"所以，我们在定义外感六淫的时候，对这个暑邪的定义就是："凡夏至之后，立秋以前，具有炎热、升散、兼湿特性的外邪，称为暑邪。"

暑为阳邪，是盛夏炎热的火热之气所化，阳邪最容易伤害的就是阴津。这个时候阴虚的人就开始感觉不舒服了；而阳虚的人，反而觉得很舒服。有好几个患者跟我说："北京天热，别人都受不了，我怎么就觉得那么舒服呢？"我说："你原本阳气不足啊。”

阴虚的人在盛夏时非常难受，因为体内的阴津本来就不足，此时又开始大量出汗，热气熏蒸，结果导致身体很不舒服，有的人开始脾气烦躁，有的人血压升高，本来有病的开始出现病情反复。

那此时我们该怎么办呢？该如何补充自己的阴津呢？

首先，拼命喝水是不可取的。这个时候，许多人大量喝水，觉得越多越好、越凉越好，结果，导致自己体内水湿过剩，从而导致了一系列问题。

其实，补充津液的办法要巧，我们可以从食疗入手。

有很多种食物是可以滋补阴津的，比如瘦猪肉（不要排骨肉）。很多肉类都是聚湿生痰的，但猪肉如果拿来熬汤，却可以滋阴，这是清朝温病学家王孟英发现的。他发现铁匠大夏天面对火炉子，挥汗如雨地干活，居然还不感觉口渴，这是怎么回事儿呢？仔细一问，原来人家用瘦猪肉熬水，撇去上面的浮沫，然后喝汤，就能止渴。

因此，我们在做饭的时候，可以用一点瘦猪肉，比如一二两的分量；再放入一段切好的莲藕，藕是凉血滋阴的；如果条件允许的话，还可以放入十克的生地黄（因为生地滋阴凉血）；最后还可以放入几片西瓜皮里面贴着绿皮的白瓤（这在中医里面叫西瓜翠衣，也是清暑的好东西），然后熬汤。这样，等熬出来的汤放温了以后，就可以作为佐餐汤来喝了。

在烈日炎炎的夏天，这的确是很好的选择。

答读者问

老怪问：

我夏天早上一般是两片姜，随早饭送下，秋天可否继续？

罗博士答：

朋友，我觉得无故也不能天天吃姜吧，王孟英的医案里曾经记录过一个书生，他看到孔子有“不撤姜食”之语，就天天吃姜，最后导致内热很重。吃不吃姜，吃多少，怎么吃，我想关键要看自己身体的状态，在一段时间里面，如果阳气不足，可以用点，如果很平和，就不用刻意服用了。

千雪问：

罗老师，您好！我买了您的书《这才是中医》，每天看看，很有帮助。

请问，还在哺乳期的妈妈发烧，可以用石膏粳米汤退烧吗？如果可以，服药期间可以继续哺乳吗？因为我家宝宝是一定要吃夜奶的，上次发烧，我硬挺着没敢吃药，烧了五天，太难受了。

罗博士答：

朋友，抱歉，我看到您的问题时，估计您已经退烧了，现在我写出来给以后的朋友看吧。哺乳期的妇女可以服用生石膏。《神农本草经》的记载中说，生石膏是有利于产乳的，“其性尤纯良可知”。这就说明生石膏不但无害，反而有利，因为如果哺乳期的女性有实热，会阻碍乳汁的产生，此时使用生石膏，可以清热，有利于乳汁的产生。

Yulangzshx 问：

罗大哥，石膏粳米汤这篇文章太及时了！我女儿前几天高烧40℃，血常规显示白细胞很高，已用了抗生素，但退烧时只能用百服宁。百服宁服用了当时退烧，但基本上四五个小时以后，发烧又卷土重来，典型的治标不治本，因此我就想请教一下中医退烧的方法，恰在这时，我看到了您的这篇文章。您书上说："生石膏是透内热的，能够把热邪从里面清透出去。"还听说羚羊角也可以退烧，您在《这才是中医》一书中提到羚羊角时说："此药药性平和，能够把体内的大热透发出来，同时还能解毒。"请问这两种退烧方法有何区别？如何选择？如果是五六岁的孩子，用量是多少？

罗博士答：

朋友，羚羊角透热是在遇到有风动迹象的时候，一般以肝经风动为主，这种情况不常遇到。所谓风动，就是有抽搐、目上翻等现象；而产生一般的热都可以用生石膏，按照张锡纯的说法，生石膏只是凉药，并不寒，孩子一般用十克就可以了。但是千万不可用煅石膏，那是另外的药了。希望在当地医生指导下使用。

第七章
调理气血的简单方法

生脉饮补气不上火；龙眼肉补心血最简单；归脾丸补脾血最好；蚯蚓可以治脑血栓和痔疮；鸡内金最能消积化瘀。

第一节
生脉饮：最不上火的补气法

一提到补气，大家都会想到人参。用人参泡酒喝，这是最方便的补气方法。拿两根生晒参，放在五十度左右的酒里，这样人参的药力在泡的过程中会不断释放进酒里，泡两个月左右，就可以喝了。人参的生命力很强，一般植物的活细胞都会被酒杀灭，无法再生长，但很多人参在酒瓶里面还会发芽。

人参酒适用于气虚的人。这种人总是感觉没有力气，面色发白，动辄气喘，白天容易出汗。如果气虚之人又兼阴虚，可以在酒里放入麦冬五十克，以矫正人参的药性。用人参补气有个问题，就是容易上火。就拿人参叶来说吧，吃了也会补气。有一次我们门口的超市，上了一批特种蔬菜，有紫背天葵什么的，还有人参叶，售货员介绍说可以涮火锅吃。我很好奇，就买了一盒，然后回家煮了吃，本来是当菜吃的，结果头晕了一天，为什么？补气补过火了。这下我有体会了，人参叶也是药性很大的，于是赶快告诉超市，不要乱卖了，这个东西有的人吃了会出问题的。人参叶尚且如此，可想而知，人参补气过了火，人更受不了。

其实，用人参来补气，有一个不上火的方子，叫生脉饮。这个生脉饮，也叫生脉散。在清宫里面，打乾隆开始，皇帝们都服用人参，其中以乾隆服用得最多。有的年头，乾隆几乎每天都用。

一般人服用人参就上火，为什么乾隆服用这么多人参，却不上火呢？

原来，乾隆服用人参是有讲究的，他用的方子叫生脉散，包含人参、麦冬、五味子三味药。

生脉散是怎么来的呢？

这个生脉散出自"金元四大家"之一的大医李东垣的《内外伤群感论》。

李东垣在很多方子里面都用人参、麦冬、五味子这三味药，他说："热伤元气，以人参、麦门冬、五味子生脉。脉者，元气也，人参之甘，补元气、泻热火也；麦门冬之苦寒，补水之源而清肃燥金也；五味子之酸以泻火，补庚大肠与肺金也。"这段话，说明了李东垣创立这个方子的初衷。现在各位去任何一家药店，都可以见到生脉口服液，在任何一家医院包括西医医院，都可以在病房里面的点滴瓶中见到参麦注射液。在一些心脏疾病的救治中，参麦制剂起到了很大的作用，它可以迅速地补足心气，稳定病情。

但大家不要以为这个药只是救急用的，李东垣创立这个方子的意思是，如果夏天的时候，天太热，人的心气和心阴受到影响，气阴两虚，就可以用这个方子补充气阴，帮助身体恢复。

所以，在夏天天热的时候，大家如果觉得心烦口渴、四肢无力、自汗不止，就可以买一盒生脉饮，按照说明书喝一点，症状很快就会得到缓解。

需要提醒的是：生脉饮一般有两种，一种是用人参来制作的，通常是红参，这个药性稍微大一些，效果比较好，主要是症状严重时用；另外一种是用党参制作的，这个在药盒上会有所标注，它药力平缓一些，可以作保健用。

除了夏天热伤元气，其他的季节，如果我们因为劳神过度，损伤了心气，出现心烦心慌、口干舌燥、四肢无力、动辄出汗、面色发白等情况，也属于心的气阴耗伤过大的情况，这时候，也可以服用一点生脉饮来补养一下。

乾隆皇帝也是这样，他很勤奋，每天起得很早，要处理很多事情，所以御医们及时地给他配了生脉散。其中麦冬是寒凉的，制约了人参的热；五味子可以收敛心气，同时补肺和大肠。这个方子乾隆服用以后，认为非常好，于是常年服用。有的时候，他把方子里面的五味子也去掉，只留人参和麦冬。

关于乾隆用药的比例我特意翻阅了清宫档案，大致的分量是人参一钱、麦冬两钱、五味子一钱，有的时候不要五味子，御医们会根据比例调整分量，个别的时候麦冬会变到三钱或者一钱。

在乾隆的御医看来，这个方子就不是用来治病的，而是保健的。从清宫档案来看，乾隆常年服用生脉饮，尤其是他老年的时候，更是坚持每天服用，一直到八十九岁驾崩。虽然乾隆长寿的原因很多，但生脉饮对他的养生确实起到了一定的作用。

我给大家举个例子，秋天的时候，有位朋友来找我，说她老公最近心慌，检查了很多次，但总确定不了是什么病。后来我见到了这位先生，一看就知道他是个气虚的状态，原因是秋日骄阳似火，太燥，伤了阴气；同时他劳心太多，心神失养。有了结论，我就告诉他服用生脉饮，药店买的那种就可以，他欣然照办。结果，没多久，我就接到消息，说他的身体已经复原了。

值得注意的是，服用人参的时候，最好不要服用萝卜，传统认为萝卜可以解人参的药性，那样人参就白吃了。

第二节
龙眼肉：补心血最简单的方法

人一气虚，常常会感到疲乏无力、胸闷气短、腰膝酸软、食欲不振，怎么来补气呢？我向大家介绍了最不上火的补气法——生脉饮。那么，如果一个人血虚又该怎么办呢？人一血虚，常常就会面色萎黄、手足发麻、头晕眼花、心悸失眠。《黄帝内经》说："心主血，肝藏血。"所以，血虚常常会出现在心和肝上。血不养心，人就会惊悸怔忡，失眠多梦，如何来调理呢？可以用龙眼肉。

龙眼肉大家都很熟悉，在商场里我们可以看到干的龙眼，还有一袋袋的龙眼肉，药店里也有同样的龙眼肉，甜甜的，味道很美。有人会问："不是良药苦口吗？这么好吃的龙眼肉怎么能补心血？"下面，我就给大家介绍一下民国名医张锡纯用龙眼肉补心血的故事。

张锡纯认为龙眼肉可以"滋生心血"、"滋补脾血"，所以，遇到心脾血虚的患者时，他常常会用龙眼肉。

一天，一位少年来找张锡纯，这位少年心神怔忡，夜不能寐。怔忡是中医的术语，它是心悸的一个症状，心悸就是心里面突然一阵发作性的猛跳，甚至不能自主，这叫心悸。心悸分为惊悸和怔忡两种：惊悸多是惊恐、恼怒等暂时的原因引起的，身体一般没有什么大毛病；而怔忡则是自己觉得心悸不安，尤其在劳累后容易发作，一些朋友有体会，就是感觉心中一阵乱跳。怔忡又分虚实两种，虚证往往是血虚引起的。

张锡纯给这个少年诊脉，发现“其脉弦硬微数”，就明白这是“心脾血液短少”，于是张锡纯给出了一个小方子，大家可能都想不到，这居然是一个食疗的方子，非常简单——用饭锅将龙眼肉蒸熟，没事儿的时候随便吃一点。结果，吃了一斤多龙眼肉之后，“病遂除根”。

原来，这位少年心脏失调的原因就是血亏。如果血不养心，那心脏一定会出问题，这就好比是一个液压的机器，里面本来应该是有液体的，可是，您现在给消耗得太多了，液体不够用，那么机器的运转一定会出现问题，怎么办呢？就是补足心血。

心血消耗的原因有几种，其中很普遍的一种是思虑过度。中医认为，一个人如果想问题想得太多了，这叫思虑过度，会耗伤心血。这在生活中经常可以见到，比如，最近做一个工程特别忙，每天都在思考问题，殚精竭虑，那心血耗伤得就很严重。该怎么补心血呢？一个比较好的药物，就是龙眼肉。

我给大家举个我身边的例子。

有一天，一位大姐来找我，说她的丈夫最近心脏出了问题，很不舒服，检查结果是严重的心律不齐。他们家距我家不远，见面后，我给诊脉，发现他就是心血不足。于是，我让他用龙眼肉来养心血，再配合一点西洋参。

龙眼肉配西洋参是清朝名医王孟英的方子，叫“玉灵膏”。王孟英认为龙眼肉微热，需要用西洋参配合，因为西洋参滋阴，是凉的，可以制住龙眼肉的温热，具体的比例可以是十份的龙眼肉，配一份的西洋参。

后来，这位大姐每次遇到我都说，她丈夫恢复得非常好，心脏一点问题都没有了。每次看到她的笑脸，我都会觉得非常欣慰。

像心血不足这种情况，在白领、知识分子和参加考试的学生中，非常普遍。他们要补充心血，就可以选用龙眼肉。

龙眼肉还有一个很重要的作用——补脾血。

这里我们说到的故事，仍然和张锡纯有关。当时，有一个六七岁的小孩，大便下血，数月不愈，服药也没有任何效果，最后家长找到了张锡纯。张锡纯认为，这是脾不统血的缘故，他让家长给孩子服用蒸熟的龙眼肉，每天吃一两左右。对孩子来说，这也不受罪，因为龙眼口感很好。最后，吃了十来天，孩子就痊愈了。

第三节
归脾丸：补脾血最好的药

脾是负责统水和统血的，脾不统血到底是怎么回事呢？"脾不统血"往往是脾气虚弱，不能摄血，导致血不循经。我可以打个比方，如果你用绳子绑了一个沙袋，然后抡起来，让沙袋围着你的手绕圈，这个时候，你的手要用力把绳子握在手里，沙袋才不至于飞出去。手就好比是我们的脾，沙袋好比是我们的血液，脾要有力气才能统摄血液，让它在正常的轨道中运行，如果您松手了，这好比是脾气虚了，会怎样呢？沙袋嗖的一声飞走了，这就相当于血液跑出经脉的正常轨道，出血了。有些妇女月经淋漓不断，有的是因为有热，有的就是因为脾不统血。该如何来调理呢？方法自然就是补脾。

心血亏虚，我们可以服用龙眼肉，如果脾血亏虚，我们该怎么办呢？我给大家介绍一个中成药：归脾丸。归脾丸在每个药店里基本都有卖的，但我们往往不知道它是干什么用的。

我先从一个例子讲起吧。

那是很多年前的事儿了。当时，有个家长找到我，要我给她的儿子治疗肾病。这个小孩八九岁，我一看他，就吓了一跳。这个孩子一脸的病色，满脸呈现出一种枯萎的黄色，中医叫萎黄，那种土黄的颜色我们在生活中很难见到，一见之下真觉得有些害怕。当时这个孩子是肾小球肾炎，尿检蛋白很高，在西医院住院，用了激素以后，得到了一点控制，但改善不大。西医最后劝他出院，找中医调理吧。

开始我怀疑他的肝有问题，因为脸这么黄，孩子的母亲说：“西医也这么怀疑，但检查结果没有异常。”

这个孩子的脉是洪大的，来势汹汹，我心里想，这么大的热啊！于是，赶紧给开方凉血活血。开了七服药，希望可以清除他体内的热。结果，七天后，没有任何效果。这让我非常苦恼，我觉得不能耽误人家，差点让他们另请高明。这时候，一位老中医提醒我：“病了这么久了，应该不是实证啊。”

这句话点醒了梦中人，我再细诊脉，这个孩子的脉表面洪大，重按无力，再看脸色，分明的萎黄，这是脾血亏虚至极啊。

那什么药物可以滋养脾血呢？我想到了归脾丸。我告诉家长，让孩子服用中药汤剂的同时也服用归脾丸，一边开始撤激素，每撤一次激素，服用归脾丸的药量就随之增加一点。结果，孩子再来的时候，我吃惊地发现，他脸上的萎黄已经基本消失了！当时一走廊的人纷纷出来看，都说这个孩子“活过来了”。

后来，他到西医院复查的时候，西医的主治医生也非常惊奇，说这是怎么变过来的？家长说中医给调理的。其实这就是小小归脾丸的功劳。

归脾丸的方子是：党参、白术(炒)、炙黄芪、炙甘草、茯苓、远志、酸枣仁(炒)、龙眼肉、当归、木香、大枣(去核)。主治以下两种病症：

1. 心脾气血两虚证。心悸怔忡，健忘失眠，盗汗虚热，体倦食少，面色萎黄，舌淡，苔薄白，脉细弱。

2. 脾不统血证。便血，皮下紫癜，妇女崩漏，月经超前，量多色淡或淋漓不止，舌淡，脉细者。

归脾丸治病的道理在哪里呢？

首先，方子里面上来就包含着四君子汤，这是补气的，再加上补气的黄芪，乍一看，大家一定会觉得归脾丸是补气的方子，但在方剂学里面，归脾汤其实是补血的。

这还要从气和血的关系谈起，中医认为，气属阳，血属阴。气和血的关系，就像是白天和黑夜一样，谁都离不开谁，它们俩是互生的，气生血，血生气，大家看到我们八卦图中的阴阳鱼了吧，气和血也是这么抱在一起的。

高明的中医自然明白这个道理，当他想补血的时候，往往会考虑这个人的气是否不足，如果不足，单单补血那是不够的。因为血之化源不足，怎么补血都没有后劲。

而补气，其实主要就是补脾气。脾主气，跟气的关系密切。今天我们说“脾气”的时候，主要是指“发脾气”，这个词是怎么演化来的，值得研究一下。仔细想想，一个人要发火，确实需要脾气足，才有力气发火。

脾胃为后天生化之源，气血都是从脾胃吸收食物的营养物质转化来的，所以，要想养血，一定要调理好脾胃，这就是归脾丸高明的地方。

但是，更高的还在后面呢！

方子叫“归脾丸”，意思很明确，是对着脾去的，可是里面还加入了龙眼肉、酸枣仁、当归等养血的药啊，尤其还有宁心安神的远志，这是为什么啊？

原来，这就是心脾同治的方法，高手出招就是如此。方子里面养血的药物，其实都是奔着心经去的，为什么呢？因为血液耗伤的一个主要的原因，就是思虑过度，耗伤心血。估计大家都有体会，比如最近工作压力大了，要连夜整理文件，每天焦虑地思考，最后一定会感觉心血不足，出现健忘、失眠、心悸等问题，这就是明显的耗伤心血的例子。

所以，要想养血，就要把这个漏洞给补上，否则总是心神不宁，这个血就容易耗伤，因此方子里面就加入了远志、酸枣仁和龙眼肉，这样，心血补足了，我们的血液就会更好地生发和保存了。

我给前面那个小孩子调理身体时，用的归脾丸的量非常小，小小的水丸，我只让他每次吃四丸。结果效果出奇的好，这说明中药贵在对症，未必需要那么大的量。

那么这个方子为什么叫"归脾"呢？

这是说，要把脾所管理的水、血等物质，都重新归脾管理。

在中医里面，脾的功能很多，除了吸收食物精微物质外，还有运化水液和统血的作用。比如，血液在经脉中运行，要靠气的推动，如果脾虚、气不足，那么血液就会跑出经脉，这叫"脾不统血"。很多妇女的血证，比如崩漏等都和"脾不统血"有关。而归脾汤（归脾丸）就是治疗脾不统血的一个主要的方剂。

脾还负责运化水液，水在体内的运行和脾有很大的关系。脾属土，我们常说"水来土掩"，所以，管理水的部门一定有脾。

我举个比较典型的例子。一位朋友的母亲小便不禁，总是不知不觉中尿就出来了，很尴尬，就找我去给看看。我去了一看，老太太的手都肿了，手上没有皱纹，都是鼓的。同时，她晚上睡眠不好，老做梦，都是稀奇古怪的梦。于是我明白了，这就是心脾两虚的问题，心血不足，血不养心，所以会梦多；水肿，这是脾虚不能运化水液的缘故；遗尿，也是因为脾气不足，不能固摄水液了。我说您用归脾丸吧。结果，几天以后，老太太诸证皆愈，好了。这就是脾气足了，能够管理水了，所以不再遗尿了；水能正常地运化出去了，水肿也好了。

大家看，小小的归脾丸确实蕴涵了许多精妙的道理。

第四节
蚯蚓治疗脑血栓：化瘀血最神奇的方法

蚯蚓俗称曲蟮，它在中药里面有一个响当当的名字：地龙。

小小的地龙对我们的身体有什么作用呢？

在介绍地龙的作用之前，先让我们了解一下西医与中医看待药物的思路。西医对待药物的方式是化验分析其成分，看它究竟是由什么东西构成的，化验到最后会得出碳水化合物多少、蛋白质多少、酶多少等。然而，中医与西医不一样，中医对待药物的方式不是化验，而是整体地去观察它的生长环境、生活习性、生长时间、颜色形状以及味道。比如虫草这味药，它生长在海拔 3800 米以上的雪山草甸，冬天它是虫子，在地表二至三厘米的地方，头朝上尾朝下；到了夏天，虫子的头部会长出一根紫红色的小草，高约二至三厘米，顶端有菠萝状的囊壳，这时虫子又变成了一棵草。所以，这味药又有一个名字叫“冬虫夏草”。如果用西医的方式来看待冬虫夏草，结论就是：它含有虫草酸 7%，碳水化合物 28.9%，脂肪约 8.4%，蛋白质约 25%。大家看它的成分，似乎也没什么特别的，于是有些人便开始怀疑它的药用价值。那么，中医是如何看待虫草的呢？中医认为虫草是一味非常独特的药，因为冬天和夏天几乎是对立的，就像水火不相容一样，然而虫草却能贯通冬夏二气，将夏气和冬气统一在一起，所以，它是世间罕见的珍品。中医认为虫草入肺肾二经，既能补肺阴，又能补肾阳，是唯一一种能同时平衡、调节阴阳的中药。

中医没有西医那么多的化验设备，神农氏判断药性的唯一方法，就是尝，尝什么呢？尝的就是味道。辛散、酸收、甘缓、苦坚、咸软。味道能整体反映出药物的性能，所以中医里有“性味”一说。除此之外，就是看药物的生长环境和特性，比如竹子喜阴，那它就会有清热的作用；比如穿山甲能在地底下打洞，那它就一定会有攻坚散瘀、治痹通络的作用。

现在，让我们用中医看待药物的方式来看一看蚯蚓吧！

蚯蚓喜欢潮湿的泥土，干燥的泥土中不会有蚯蚓的影子；蚯蚓的身体有时候变得细长，有时候变得短粗；蚯蚓的身体被截成几段后，它还可以重生；蚯蚓在泥土中能波浪式地向前穿行，它是耕耘土壤的大力士。那么，如果人们将蚯蚓做成药，它进入人的身体内会怎样呢？我们可以来想象一下：这种药进入血液之后，走着走着，突然发现路有些堵塞，于是它就会本能地发挥特长，想方设法穿越过去，这样一来，堵塞的路就会被疏通。因此，在中医里面，地龙具有通络化瘀的作用。

人如果患了脑血栓、脑梗死、脑卒中、冠心病等心脑血管栓塞性疾病，就可以服用地龙。什么是栓塞性疾病呢？栓塞性疾病就是血瘀，气血不能正常运行。此时地龙进入身体，仍会像在土壤里耕耘一样，不遗余力地向前穿行，久而久之，瘀血的地方就会被疏通。我常用的方法是让人们去中药店买一些地龙，磨成粉，泡水喝。

第五节
蚯蚓治痔疮：我家最重要的秘方

十人九痔，所以很多网友来信问我，得了痔疮怎么办。

痔疮是一个很奇怪的病，只有人类才有，据说这和人的直立行走有关，是局部血液循环不畅引起的。您看，动物是爬着走的，血液到了臀部，很容易就平着回流了，但人却站起来了，血液循环到了臀部，却需要向上回流，这样压力多大啊，现在很多学者都认为，这是痔疮发病的一个主要原因。

痔疮的分类很多，开始时一般是内痔，然后出现外痔，这两者合起来叫混合痔，还有的是肛瘘等，也都被混叫为痔疮。实际上肛瘘是炎症消失后，造成的瘘管，把直肠和外界直接接通了。治疗痔疮，西医采用手术的方法，直接切掉它，这种方法可以根除，但是比较痛苦。我去肛肠医院的时候，患者对我说："每次换药都像上刑啊，下辈子都不希望再来一次了。"现在还有一种电切术，先打麻药再用电把痔疮烧掉，但是术后也很痛苦。

我们家以前是祖传的中医肛肠科，有一个治疗痔疮的秘方——蚯蚓治痔疮。对于单纯的内痔或者外痔、混合痔，用蚯蚓来治很有效。去药店买地龙五十克，让药店给研成粉末，装入胶囊，每次服用六颗，早晚各一次。还可以将地龙磨粉，跟两倍于药物体积的瘦猪肉馅儿搅拌，不要放佐料，包成饺子，蒸熟，每次吃七至十个，一日两次。可以蘸佐料吃，味道虽然怪些，但是效果不错。连吃四五天，就可以达到收缩痔疮的效果。大家不必惊讶，地龙在国外某些地区就是食物，做菜常用。

我曾在博客上公布过蚯蚓治痔疮的秘方，很多网友用过之后得到了解脱，这令我非常欣慰。

我在北京电视台《养生堂》节目中也讲过这个方子，开始的时候，母亲对我很不满意，说："家里的方子，一个一个都被你说出去了。"于是，我就坐下来，跟母亲说："你也不出诊了，那么多的患者都很痛苦，怎么办呢？"母亲想了想，叹口气："说就说吧，可以使更多的人不痛苦了。"

在这里，感谢母亲的体谅。过去的老中医，为了让自己的后代有饭吃，都会留些秘方；现在，母亲支持我讲出来这些方子，就是为了让患者减少痛苦。

第六节
鸡内金：最能消积化瘀的食物

你知道吗，世界上哪种动物的胃最坚强？有的人可能会说是老虎，有的人可能会说狮子，但正确的答案则是鸡。

我记得小时候，家里养了一只鸡，这只鸡老在荒坡上觅食，它不停地啄食散落在地上的玉米，突然，我发现这只鸡啄进了一粒石子，接着又啄进了一粒，甚至连玻璃碴儿也啄进去了，我想这下坏了，这只鸡要完了。我左等右等，却发现它安然无恙，一点问题也没有，心里便产生了疑问："人吃进了石子和玻璃碴儿一定会肚子疼，为什么鸡吃了之后却没事呢？"

后来，过节的时候母亲杀这只鸡，我便去看它的胃。哇噻，它的胃沉甸甸的，一刀切开，里面全是未消化的玉米和豌豆，还有不少石头子和玻璃碴儿。母亲将胃里面一层黄色的膜撕下来，对我说："这是鸡内金，一味非常好的药，如果你消化不良，吃上一点，就会好。"这时我恍然大悟，原来鸡的胃之所以这么厉害，全靠这个鸡内金啊。

再后来，我读博士的时候，自己做实验，把鸡内金在锅里加热，最后焦了，变成了溶液样的物体，我把它放到碗里面晾凉，结果贴着碗壁的部分，形成了黑色的玻璃状的结构，很是奇怪。原来，鸡内金不是肉类的东西，实际上它的成分很复杂，至于是什么成分，很难说清楚。现代药理研究发现，人在口服鸡内金后，胃液分泌量、酸度及消化力均见增高。

然而，真正领略到鸡内金的厉害，是在我读民国名医张锡纯的著作之后。张锡纯认为鸡内金能消积，无论脏腑何处有积，它都能消除；不仅如此，鸡内金在消积的同时，还可以活血化瘀。

读张锡纯用鸡内金治病的医案，就像读金庸的武侠小说一样，令人心潮澎湃。普普通通的鸡内金，在他手里却发挥了巨大的威力。

我们来看看张锡纯是如何运用鸡内金的吧。

民国时沈阳城西龚庆玲，三十岁，胃脘有硬物堵塞，已经好几年了，饮食减少，感觉吃什么东西都“不能下行”。听说有个叫张锡纯的人，在沈阳建立了中国第一家中医院，于是马上跑到了张锡纯的中医院来求治。

张锡纯给他诊脉，其脉象沉而微弦，右边尤其如此。张锡纯认为这是胃中有积，阻塞了气机的下降，胃气难以下行，于是给他开方子：鸡内金一两、生酒曲五钱。就这么一个简单的方子，一个鸡内金，是食物，一个酒曲，这个人们也熟悉，开完了方子，大家都不相信这能治病。

结果如何呢？患者服了几剂以后，硬物全消，好了。

还有一位叫秦兴恒的人，也是这个症状，经过很多医生治疗，毫无效果。张锡纯给开的方子也是鸡内金打底，再加入一些活血化瘀的药物，结果他连服八剂后痊愈。这下这位秦兴恒高兴得不得了。当时人们有个习惯，就是有什么大事儿都登报声明，这是最隆重的表达方式了，这位秦兴垣也是如此，病好以后，登报声明，感谢张锡纯。

大家看到了，这就是鸡内金消食化积的作用。那么，鸡内金还有哪些作用呢？

张锡纯认为鸡内金除了能消除胃中积滞，脏腑任何地方有积，它都可以消除。

奉天大东关有个人叫史仲埙，年近四十，在黑龙江做警察署的署长，腹中有积聚，治疗了很长时间，没有效果，于是回奉天请张锡纯来治疗。张锡纯诊断出患者的左胁下有积聚，直径三寸，按之甚硬，经常疼痛，呃逆短气，饮食减少，脉象沉弦，这就是古代说的肝积肥气。于是他用鸡内金三两，柴胡一两，研成粉末，每次用一钱半，让患者日服三次。

这个方子还是很简单，只有两味药，因为病在身体的左侧，属肝气不升导致的疾病，所以用了柴胡来升肝气，并配合鸡内金化积。

效果如何呢？十多天以后，患者就痊愈了。

在张锡纯眼里，鸡内金还是一味妇科良药，经常拿来治疗闭经。张锡纯在治疗闭经时，很注重患者的脾胃功能，他认为只有脾胃调理好了，气血有了来源，月经才能来临，因此他常常使用鸡内金。因为鸡内金既可以化瘀，又可以调理脾胃，是一药两用的路子，效果往往很好。

答读者问

自投罗网问：

向罗老师请教瘀血体质的食疗方法有哪些？喝山楂水可以吗？

罗博士答：

朋友，喝山楂水是一个办法；同时也可以用少量的丹参、桃仁、红花等泡水喝。当然，活血化瘀最好每次的用药量不要太多，但坚持长用，这样一定会见到效果。有瘀血也要注意是否有气虚等问题，还要注意瘀血的程度，有的是久病入络，一般的红花等药物就不好用了，最好找个医生，具体分析，然后开个小方子。

新浪网友问：

罗老师，我头屑很多，并且都是大片大片的，请问怎么调治一下啊？

罗博士答：

朋友，可以用白芷这味中药，每次九克，熬水，然后兑入温水洗头，几次就可以减少头皮屑。但最根本的一般还是要养血，因为这是血虚风燥的表现。中医认为，一个人的血虚以后，那么四肢百骸则无法被濡养，这样就会因为干燥而生风，容易出现一些皮屑等问题，因此头皮屑的根本治疗方法应该是养血熄风，但是，为了方便起见，可以用白芷熬水，先去表皮之风，这样也可以暂时缓解一下。

新浪网友问：

罗博士好，为什么我吃龙眼肉上火呢？

罗博士答：

龙眼肉的确是好东西，张锡纯说它味甘、气香、性平，液浓而润，是心脾要药。龙眼肉这么好，但一般嚼着吃就会上火，如果蒸着吃，会好些。最好的办法是跟西洋参搭配着吃，一凉一热，蒸烂蒸熟以后，药性就融合了，每天吃一小勺就行，这个搭配叫玉灵膏——一两龙眼肉搭配一钱西洋参。再教大家一个诀窍：挑龙眼肉，深红色的比浅红色的好，为什么呢？因为红色入心，深红色补心血效果更好些。再就是孕妇最好别吃，因为龙眼肉偏热，热动胎气，对孕妇不好。

新浪网友问：

罗博士好，小时候每当我饭量减少时，母亲就会将晒干了的鸡内金磨成粉，放进鸡蛋里，蒸熟了让我吃。吃几次后，饭量就会大增，我一直很奇怪，不知道是什么原因。看了罗博士的文章才恍然大悟，谢谢了。

罗博士答：

鸡内金的确是挺神奇的，它不但能消脾胃之积，脏腑任何地方有积，它都能化之。张锡纯就特别善用鸡内金，比如脏腑里有结块了，他一定会用鸡内金，因为它可以活血化瘀，化掉包块。在用鸡内金的时候有个诀窍，如果脾胃比较弱，又需要化瘀，这时候加上白术熬水喝，这是一对“对药”，一边泻一边补，防止通利太过伤着人。

第八章
人体里面有个圆，水火在中间

脾土左升，肝气和肾水都随着升；胃气右降，胆气和心火随着下降，这是不是一个左边升、右边降的圆圈呢？在这个圆圈里，脾胃一阴一阳，就是中心的轴，一切都是围绕着它们来转。所以，我们说：人体里面有个圆，水火在中间。

前面，我们说一切疾病皆源于阴阳失调，那只是泛泛而谈，落到实处就是这个圆运动。

第一节

心是火脏，肾是水脏

前面我们说过，人是由两种能量构成的，一种为阴，一种为阳。《黄帝内经》说："人生有形，不离阴阳。"那么，阴阳在人体内究竟是怎样一个状况呢？它们是如何运动的？有没有什么规律？

人们常用水火不容来形容两个相互矛盾的事物，的确如此：水性寒，火性热；水往低处流，火往高处蹿；水属阴，火属阳；火一碰上水，立刻就会熄灭，火大了，水就会被烧干。水与火是一对矛盾，似乎根本就无法调和。然而，物性并不等于人性。从物性的角度来看水与火是不相容的，但生命是一个奇迹，生命的伟大之处就在于它超越了物性，调和了水火，所以，从人性的角度来看，生命就是水与火的统一体。因为生命中有火，所以人的体温能维持在36.5℃左右，不会太寒；因为生命中有水，所以人的体温只能维持在36.5℃左右，不会太热。

那么，人体中的火是什么，水又是什么呢？

人体中的火就是心，心是人体的太阳，中医说："心为火脏，烛照万物。"意思是，心就像天空中的太阳一样，给大自然带来光明和温暖，如果失去了它，大地一片黑暗，万物就不复存在。如果人体中没有了太阳，血液流动就会停止，身体就会僵冷，生命就会消失。

人体中的水就是肾，肾是人体的水脏。万物生长靠太阳，雨露滋润禾苗壮，心像太阳一样给身体以温暖，肾像雨露一样给身体以滋润。在自然界中，雨水充足，树木就会生长；在人体中，肾水充沛，肝气才会升发。

那么，人体中的水火是如何统一，又是如何运动的呢？下面，我们就来具体看一看。

在人体里面，五脏六腑是上下分布的，首先肾在最下面，属水脏；心在上面属火脏。按照物性来说，火应该往上蹿，水应该往下流，但人体中的水火却与之相反，是水往上升，火往下降。《格致余论》说："人之有生，心为火居上，肾为水居下，水能升而火有降，一升一降，无有穷已，故生意存焉。"

人之所以有生命，就是因为水能上升，火能下降，循环不停，这样人才有了生意。

在宇宙中，拥有生命的星球并不多，我们地球之所以生机盎然，就是因为它遵循了水升火降的原则。大家看，天空中的太阳就是火，太阳光照射到海面，这就是火在下降；火降之后，阳光的热能把海水蒸发成了水蒸气，冉冉上升，在天空中形成了云，云降而为雨，水又回到了地面，正如《黄帝内经》所说："地气上为云，天气下为雨；雨出地气，云出天气。"天地之间，水火就是这样相生相克、不断循环才孕育出了世间无限的生机。

人体是个小宇宙，天地是个大人体，天之道也就是人之道。

在人体内，心火下降，温暖肾水；肾水被温暖之后，就开始往上升，从而使脾得到温暖；脾温暖之后，脾气上升，将一部分营养物质送到肺脏，与吸入的空气中的精微物质结合，再由肺协助向全身输布。肾属水、脾属土、肝属木，肾水上承，脾土得到了温暖之后，肝也得到了营养，它也要开始发展了。大家看，有了水，有了土，有了温度，就像大地逢春一样，花草树木开始生长了。肝属木，树木得到营养之后会往上长，肝气的发展方向也是上升的，它随着脾土之气上升，中医有句话叫“肝随脾升，胆随胃降”。大家注意了，中医里肝脾之气都是从身体左边上升的。有人会说，肝不是在右边吗，怎么又跑在左边去了？中医这里说的是肝气，指肝的功能，是一个功能系统，不单是那个脏器。所以，人左边身体有病，常常是由肝脾之气上升不正常导致的，尤其是肝气。人的肝气不舒，左边胸部就会痛。肝属木，四季配春季，象征着万物生发。当脾脏和肝脏之气从左边上升到顶部之时，就会遇到心和肺。

心属火、肺属金，心配夏天、肺配秋天，心火的特点本来是向上的，但由于有肺脏的存在，心火被带着向下行。肺气的特点是收敛，主肃降，甭管夏天多热，遇到秋天，气机就开始往下降了。人体也是这样，心火遇见了肺气，就会掉头向下，一直降到肾中，温暖肾水，使得肾水不至于过寒。而肾水随着肝木上承，到达心火的位置，使得心火也不至于过热，这叫“水火既济”。

所以，如果这个往下降的过程被破坏了，那么心火就无法下降，憋在上面，大家就会看到上面热、下面寒的局面——口渴，眼睛红，口舌生疮；可下面的腿还是凉的。

在肺气下降的同时，人吃入的东西进入了胃，而后也是向下走的，所以胃气要下降。在中医里，脾为己土属阴，胃为戊土属阳，阳要下降，阴要上承才对。

在胃气下降的同时，胆气也随着下降，这就是我们说的“胆随胃降”。现在有好多的胃病，就是胃气上逆，胆汁反流，这都是气机逆行的结果。

各位还要注意，这个胃气和胆气的下降，是从右边下行的。所以，如果人体的右边有病，就要考虑一下气机下行是否遇到了麻烦。

您现在再看看，脾土左升，肝气和肾水都随着升；胃气右降，胆气和心火随着下降，这不正是一个左边升、右边降的圆圈吗？

在这个圆圈里，脾胃一阴一阳，就是中心的轴，一切都是围绕着它们来转。所以我们说：人体里面有个圆，水火在中间。

前面，我们说一切疾病皆源于阴阳失调，那只是泛泛而谈，落到实处就是这个圆运动。水属阴，火属阳，人体内阴阳的运动也就是水火的运动，恰如李中梓在《水火阴阳论》中所说：“人身之水火，即阴阳。”所以，我们说身体内阴阳失调，不仅仅是指阴阳在静态上量的失衡，而更多的是指阴阳在动态上运转的失衡。人们常说生命在于运动，其实，在我理解，这个运动不只是体育锻炼，更是身体内这个圆的运动。身体内的圆运动出了问题，人就会出问题，而体育运动的目的就是为了让体内的圆运动运转得更好。所以，一切疾病都可以归因于这个

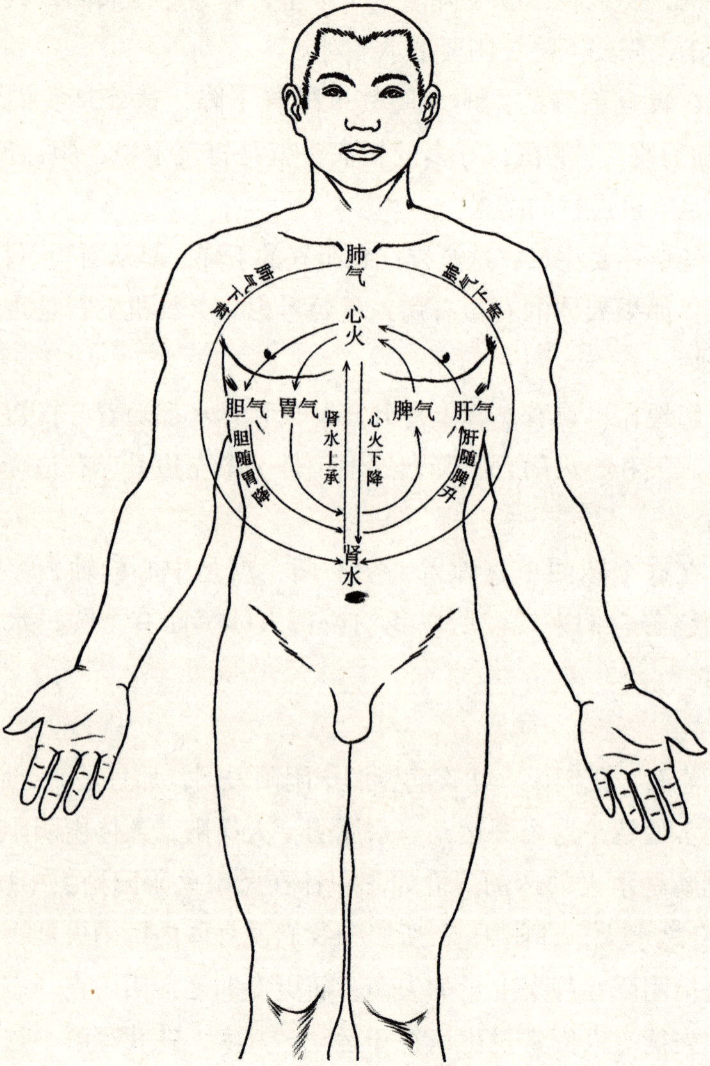

图四　人体内的圆运动

圆圈的运转失常，任何一个地方出问题，都会把圆圈的运动给“咔嚓”一下挡在了那里，圆圈不能转动了，身体就会出现问题，怎么办呢？这个时候就要使用药物、针灸、穴位按摩和锻炼等方法来调畅气机，让它们恢复上下运行，这样人体自己就会恢复健康。

那么该有人问了，这个圆圈有道理吗？能治病吗？

我还跟您说，中医神奇就神奇在这里，西安有一位老中医叫麻瑞亭，他就是用这个理论来养身治病。他有一个著名的方子，叫“下气汤”，是专门调和脾胃的，这位老人家一辈子基本就用这一个方子治病，来个患者，他就给调调方子，稍微做些加减，把气机这么一调，患者就好了。您看他的医案，就是在调升降，我感觉，他就是用药在人家的身上拨了一下，把这个不大转动的圆圈给重新启动了，结果麻老一辈子“活人无算”。尤其是有很多严重的血液病，都被他给治好了。

第二节
气血通不通，要看圆运动

五脏六腑的气血通不通畅，首先取决于人体内这个圆运动顺不顺畅。中医说血为气之母，气为血之帅，气行则血行，气止则血止。所以，气机不畅，血液的运动就不畅。肝气不舒，上升的环节出了问题，会影响人体内的圆运动；肺气不降，下降的环节出问题，也会影响人体内的圆运动；胃受寒了，胃气停留在那里不下降了，圆运动会停止；脾受湿了，脾气不升，圆运动也会停止。所以，气不畅，血就不通。圆运动正常了，人体就会一通百通。

去年冬天的一个清晨，我刚起床，突然接到一位朋友打来的电话，从他有气无力的声音里，就可以断定他病了。朋友说这么早打扰，真不好意思，不过也实在没办法了。

原来他头天晚上就开始肚子胀疼，到凌晨一点钟的时候，疼得实在忍受不了，便打车去了北京协和医院特需门诊。医生给做了 B 超，拍了片，还验了血，结果出来后，医生告诉他："放心吧！你没什么大问题，既不是胆囊炎，也不是肠梗阻。"医生的自信和先进的仪器让他的心放下了，但他腹部的疼痛却丝毫都没有减轻。他恳求医生开药治疗他的腹痛，但医生告诉他开什么药都不会管用，输液效果也不会大，因为他的肠内已没有了肠气，西医拿这没有办法。他再三恳求，医生无奈地给他开了一盒开塞露。他付了一千多元的医疗费，拿着开塞露回了家，结果仍然无济于事。

朋友说，这一夜真是难熬呀，他在床上翻来滚去，豆大的汗珠不停地从额头上流下来。好不容易熬到了天亮，他才忍着疼痛给我打了电话。

我询问了一些情况后，觉得有几种可能，比如腹中有寒，或者是有些什么器质性病变……不过，北京协和医院的检查应该能排除器质性病变的可能，我心里不断地琢磨，他的疼痛究竟属于哪种呢？为了获得更多的信息，我对他说："你拍一组自己舌头的照片，上网传给我。"我一看到他的舌图，立刻就明白是怎么回事了。他的舌苔带着淡淡的黄色，尤其以舌的前半部分为多，这说明他的肺气壅滞，因为舌体的前半部分反映的是上半身的情况。如果是腹中有寒，那么整个舌质应该是淡白的，而舌苔也不应该呈现这种淡黄色。于是，我判断可以通过降肺气来通大肠之气。"肺与大肠相表里"，如果肺气不降，可能导致大肠之气也不通，他之所以胃痛，就是因为胃气不能随着肺气下降。我告诉他："这样吧！你去买两罐杏仁露，加热后喝下；再去药店买一盒麻仁润肠丸，一次吃两丸。"朋友听完我开的药方后，沉默了一会儿，从这短暂的沉默里，我感觉到了他的怀疑，他心里肯定在嘀咕："我都疼成这样了，协和都没法治，难道两罐饮料和几粒药丸就能解决问题？"

大约三个小时后，我又接到了这位朋友的电话，从他疲惫的声音里我听出了兴奋和惊讶。他说照着我开的方子喝了杏仁露、吃了药，结果，几分钟后，肚子就开始咕噜咕噜地响，明显地感觉气在往下走；接着，就开始不停地放屁；打电话前几分钟，他终于在厕所里酣畅淋漓地解了大便，腹痛也减轻了。他还算了一笔账，一盒麻仁润肠丸十块钱，两罐杏仁露四块多钱，总共只花了十四块多钱。这么简单就解决了他的大问题。

为什么会这样神奇呢？所有的道理都在这个圆运动中。大家看，肺在这个圆圈的上面，主肃降，现在我这位朋友的肺气壅滞不降，那么整个圆圈的气机运行便出现了问题，所以他会感觉腹部疼痛；而肺气一降，心火和胃气也都跟着降下去了，这样气机就能转动起来，疼痛自然会消失。那用什么来降肺气呢？我选择的是杏仁露，因为当时还考虑熬汤药来不及。中医就这么神奇，服用麻仁润肠丸和杏仁饮料后，他的身体马上就有了反应，这不是麻仁润肠丸的作用，它的作用没有这么快，一般要几个小时以后才能起作用，这次真正起作用的，是那两罐小小的杏仁露。

第三节

圆运动正常与否决定身体是否健康

《黄帝内经》说："正气内存，邪不可干。"一个人如果有了充足的正气，就好比给身体穿上了铁布衫，戴上了金钟罩，百病不侵。为什么有些人三天两头生病，就是因为他们的正气不足；为什么另一些人很少生病，并不是因为运气好，外邪不进攻他们，而是因为他们的正气充足。

那么，人的正气究竟是从哪里来的呢？正气来自于身体内的圆运动。大家知道电风扇之所以能产生风，就是因为它能做圆的转动，如果它不转动了，风也就没有了。同样的道理，人体之所以有正气，也是因为身体内部有个圆运动。就像风扇的转动能产生风一样，身体内的圆运动能够产生正气。所以，一个人身体内的圆运动正常，身体的正气就足；相反，圆运动出了问题，正气减弱，许多疾病就会乘虚而入。

我们就以儿童抽动综合征为例来做一个说明。

儿童抽动综合征主要表现为不自主的刻板动作，例如频繁地眨眼、做鬼脸、摇头、耸肩，做出咳嗽声、清嗓声等。这种孩子一般都脾气急躁。西医治疗儿童抽动综合征主要是控制症状，一般采用氟哌啶醇和盐酸硫必利等药，但这些药有很大的副作用。其实，儿童之所以会患这种病，就是因为身体内的圆运动出了问题。我们身体内的圆运动遵循着水升火降的原则——首先，肾水上承，温暖脾土，滋润肝木，接着，脾气上升，肝木升发，于是，圆运动就开始了。

不难看出，圆运动从左边上升有三个环节：一是肾水上承；二是脾气上升；三是肝木升发。这三个环节中任何一个环节出了问题，都会影响身体内的圆运动。而儿童抽动综合征就是在肝木升发这个环节上出了问题。

肝属木，木的特性是调达疏畅。肝木如何才能调达疏畅呢？关键取决于水。树木没有水，就不会生长，肝阴不足，肝风就会内动，这时人就会肢体震颤、屈伸不利，出现挤眉、龇牙、转动身体、甩动手臂等现象，也就是我们说的儿童抽动综合征。具体的调理办法是滋阴熄风，就像浇灌树木，水一充足，树木就会向上生长。中医一般会用钩藤、天麻、生地、首乌等药，其中生地和首乌用来滋阴，钩藤和天麻用来熄风。

然而，还有一种情况也会影响肝木的升发，那就是水湿过重，阳气不振。大家知道，没有水树木会渴死，但如果给树木浇水太多的话，树木又会被淹死。肝木被水湿给困住了，不能生发，这在中医里叫“肝木郁陷”，肝木郁陷之后，也会产生肝风内动的情况，这个时候的儿童抽动综合征就不应滋阴熄风了，而应该滋补脾阳。脾属土，意思就是增加土的含量，用土来控制水，水来土掩嘛！一旦水湿被控制住了，肝木也就正常了。

我一个朋友的小孩，患儿童抽动综合征好几年，脸部经常不停地抽动，看上去像孙悟空那样挤眼、挤鼻子，总是坐不住，到处活动，脾气急躁。这个孩子身体偏瘦，脸色发黄。

他们曾经找过很多名医，甚至成了北京一个著名的中医院的常客，之前我只知道这个朋友总是带着孩子去看病，但到底看什么，我却不知道。原来，朋友认为中医是分科的，我学的不是儿科，所以他没找我。最后，实在无奈了，就问我对小儿病有心得吗？我说中医其实是不分科的，人是一个整体，怎么能够人为地分科呢？于是他就带着孩子来找我，我看了孩子以前吃的药物，真是很痛心：药量重、味数多，且多是苦寒之药，服用的时间很长。小小的孩子，身体哪里受得了呢？

看了孩子的舌头后，我认为他是脾胃不足，就对家长说："咱们先忘记孩子得的是什么病，现在只管调理他的身体，等身体好了，咱们再看看！"家长点点头。

于是，我开始给孩子调理脾胃，用的都是食物，山药、莲子肉、薏米、芡实等，朋友看了很高兴，这些东西都是孩子爱吃的。家长也很有智慧，把这些东西做成糕点的样子，孩子一吃就是四个月。

四个月后，当我再见到孩子的时候，我暗地观察，觉得孩子已经没有那类毛病了。就私下问家长，这个毛病如何了，家长很高兴地告诉我，已经没有问题了。

为什么仅仅吃一些山药、莲子肉、薏米和芡实就能治好儿童抽动综合征呢？看过《神医这样看病》一书的人都会知道，这个方法来自于钱乙。

钱乙是宋代名医，著名的六味地黄丸就是出自他手。一次，宋神宗的儿子患了儿童抽动综合征，太医们束手无策，就把钱乙请来，钱乙到宫里一看，这位小朋友果然病得不轻，抽风抽得很厉害。

钱乙诊完病后，告诉侍者："以温补脾肾立法，方用黄土汤。"

太医们一听傻了，什么？黄土汤？这能挨得上吗？

太医们认为此病是肝风内动，治疗应该滋阴熄风，而黄土汤是温阳健脾的，脾属土，顾名思义，黄土汤一定是补脾土的。明明是肝上的问题，钱乙为什么要从脾上来治呢？太医们都用怀疑的眼光看着钱乙。

那么，治疗的结果如何呢？喝完药后，这位小朋友的抽风就停止了发作，很快就好了。钱乙将自己的这个方法总结为"以土胜水，木得其平，则风自止"。没错，儿童抽动综合征的确是肝风内动，但这里的肝风内动不是因为缺水，而是因为水太多了，木陷水中，肝被水湿幽困住了。这就像暴雨来临之时，雨水不断地冲刷泥土，泥土开始流失，树木便开始摇晃，用钱乙的话说，就是"土虚木摇"，泥土被雨水冲得松散了，树木的根基自然就不牢了。怎么办呢？办法就是以土制水，用补脾的方法来平熄肝风。肝风一平，木静而风恬，肝气重新开始升发，树木欣欣向荣，身体的圆运动就会正常起来。所以，钱乙用温阳健脾的黄土汤，就治好了小孩的抽风。而前面我之所以用山药、莲子肉、薏米和芡实来治疗孩子的儿童抽动综合征，也是从钱乙的思路获得灵感，这些都是补脾的食物，脾土扎实了，肝风自然就平熄了。

第四节
圆圈转不转，脾胃是关键

中医有句话，叫“肾为先天之本，脾胃为后天生化之源”。先天的肾气，是从父母那里遗传来的，一个人的禀赋如何，在出生的那一刻就基本确定了；至于后来长得如何，关键要看脾胃，因为我们后天生长的物质来源，主要靠脾胃来吸收。

在人体内，上为阳，下为阴，阴阳之气上下循环，从而构成了气机的升降。在气机的升降过程中有一枢纽，它就是我们的脾胃。脾胃属土，土居中央，处阴阳之交，清浊之间，所以它又被称为中气。中气是气机升降的关键，在身体的圆运动中，中气里的脾气向上升，胃气往下降，一升一降，一推一拉，这就使圆运动有了动力。因此，如果脾胃虚弱了，水泛土湿，圆运动失去了动力，整个人的气机升降都会出现问题；相反，只要中气不败，身体不管有多少毛病，都能慢慢地调理好。《黄帝内经》说：“有胃气则生，无胃气则死。”所以，身体的许多问题都可以从调理脾胃开始。

我先给大家举个例子吧。

有一个小伙子，二十多岁，他的症状多得我都无法描述：体力不佳，稍一运动就满身大汗，喘息不止；浑身冷热不匀，经常下寒上热，腰腿发冷，头面上火，口腔溃疡；情绪总是不好，焦躁不安，思想不能集中，思考混乱；性欲强，但功能不行，几乎不能完成性生活……一个二十几岁的人怎么会有如此多的问题呢？趁旁边没人，小伙子偷偷告诉了我原因。原来，他从中学时就开始手淫。他说："如果我知道会有今天的后果，当初说什么也不会染上这个毛病的。"

我翻开他的病历一看，厚厚的一大本都是补肾的药，什么巴戟天、淫羊藿、菟丝子等，量很大，用的时间也很长，但效果一般。这是现在大家调理此类疾病的一个常用思路——不是手淫导致的吗，手淫戕害了肾气，所以就要补肾。可是，大家忘了这些补肾的药也会助阳，结果，患者吃了这些药后，性欲更旺，往往虚火上浮妄动，越来越糟。用这个小伙子的话说，就是每次换一个医生，开始的时候总能见一些效，但是若干服药以后，反而不见效，有时还会出现一些新的症状。

其实，这个小伙子之所以症状如此之多，就是因为手淫搞乱了气的运行，现在他身体里的气乱七八糟，没有按照圆圈运动的方式运动。那么，我们该怎么调理这个病呢？可以从脾胃入手，很多时候单纯补肾是不行的。此时，补足了脾胃，补足了中气，圆圈运动起来，问题就会迎刃而解。我给他用的是桂枝龙骨牡蛎汤。方子里有桂枝、芍药、炙甘草、生姜、大枣、饴糖，再加入龙骨、牡蛎。这是张仲景调理脾胃的方子，里面有什么奥妙呢？就是有酸有辣，还有一点甜，所以，我称之为酸辣汤。在生活中我们有个体会，就是当我们胃口不好时，只要喝一碗酸辣汤，立刻就会感觉胃口顿开，食欲大振。这是什么道理呢？因为酸的力量往下走，辣的力量向上走，两股力量一上一下一齐用力，圆圈便开始了运动；圆圈一运动，气机一通畅，食欲就会大开。这个方子里桂枝和生姜是辛辣的；芍药是酸的；而炙甘草、大枣、饴糖是甜的。其中的道理是：辛味的药向外发散，是向上升的，《黄帝内经》说“辛甘发散为阳”；酸味的药性向下，是向里面收的，《黄帝内经》说“酸苦涌泄为阴”；甘味是补中焦脾胃的。这样一来，有升有降，有收有放，有阴有阳，气机一流动，圆运动一正常，身体慢慢就会恢复。

中医有一个非常好的思路，就是当一个人问题很多，症候复杂，难以下手时，我们就可以从脾胃入手，因为脾胃属土，处于中间，我们抓住它，就抓住了气机升降的关键，只要气机上下通调，阴阳交泰，水火既济，那么身体就会自己恢复，一些细枝末节的问题就会逐渐消失。如果我们不善于解决主要问题，只盯着那些细枝末节的症状不放，就会乱了手脚，顾东，就顾不了西，最终在复杂的症状面前败下阵来。

我给这个小伙子调理，用的就是这个思路，一味补肾的药也没用，用的基本都是调脾胃的药。结果，在很短的时间内，这个小伙子的体质就得到了全面的改善，一共用了不到二十天，他的所有症状就都消失了。

这个小伙子后来变得非常阳光，每次从他给我发来的邮件里，都可以感受到他的活力。这事儿过去快两年了，我们偶尔还有联系，他一直都非常好，朋友们都觉得他像是变了一个人似的。

第五节
千年养生第一糕：八珍糕

既然脾胃如此重要，那我们该如何来保养呢？在这里，我向大家介绍一个非常管用，也非常简单的食疗方子：八珍糕。

八珍糕是过去皇帝们常用的食疗方。我曾研究过清宫医案，发现乾隆皇帝经常吃一种糕点，几乎常年不断，有时这种糕点快没了，乾隆皇帝还亲自朱批，让太监们赶快去做，不要耽误了自己吃。后来，慈禧太后也是这样，非常喜欢这种糕点。这究竟是一种什么样的糕点，让皇帝们如此喜爱呢？原来，这种糕点由八种东西组成，它们分别是党参（或者人参）、白术、茯苓、薏米、莲子肉、芡实、山药和白扁豆。这些东西大多是药食同源之品，它们组合到一起，就成了调理脾胃的神药，具有了神奇的力量，让我们来看一看。

党参是补中益气的良药，常常用于治疗脾肺虚弱、气短心悸、食少便溏、虚喘咳嗽、内热消渴等证。《本草从新》中说："补中益气、和脾胃、除烦渴。中气微弱，用以调补，甚为平妥。"意思就是，党参最大的作用是调补中气，一个人如果脾胃虚弱，可以用党参来补。党参性平，它是这个方子里面最主要的药，用以滋补脾阳，但我们用的量不大，一般是三十克左右。

白术是中医常用之品，它具有健脾益气、燥湿利水的功能。白术的特点是“守而不走”，意思就是，白术是守城的高手。如果我们将党参比作开国之君，它的作用是开疆拓土，那么白术就是守城的大臣，国君把脾胃的阵地给攻占下来后，白术就可以守住。在八珍糕里面，白术和党参协同作战，共同滋补脾阳，它们是这个方子里面补中益气的核心力量，白术我一般也是用三十克。

茯苓是祛湿的药物，具有补脾的作用，但茯苓补脾是通过泄湿来完成的。中医认为脾属土，土最讨厌水湿，茯苓可以帮助脾土清除水湿。八珍糕里面的食物各有各的力量，各有各的方向，它们调整气机，有升有降。这个茯苓就是先降后升，它在降水湿的同时，使得脾气向上升。我们可以把脾气比作一个气球，如果气球下面吊着一桶水，这个气球就没有办法升空，如果我们把水给倒掉，那么，气球就会飞向天空。茯苓就是这样，它通过祛湿来提升脾阳。在这个八珍糕里面，茯苓作为一个向上升的力量，主要任务是推动脾气向上走。我一般用到五十克左右。

薏苡仁是一种食物，味甘、淡，性微寒，归脾、胃、肺经，有健脾利水、利湿除痹、清热排脓的功效。这味药最大的本事就是能祛除我们体内的湿浊之物，中医在治疗肺痈、肠痈的时候，往往会用到薏苡仁。值得注意的是，尽管薏苡仁祛湿，但它和茯苓截然不同，茯苓祛湿，药性是向上走的；薏苡仁祛湿，药性是向下走的。这两味药一上一下，一升一降，一起用力，就会使人体内的圆运转起来。中医有一个常识，就是在滋补的时候，先要除掉身体内的湿气，湿气不除，会影响滋补的效果，而这个薏苡仁正是祛湿最好的东西。那么，如何来用薏苡仁？我一般看患者的舌苔，如果舌苔厚，薏苡仁的量就用得多，会用到一百克左右；如果舌苔薄，用五十克就可以了。

除此之外，莲子肉具有清心醒脾、安神明目、补中养神的作用；芡实入脾、肾二经，具有固肾涩精、补脾止泄的作用；山药有健脾补肺、固肾益精的作用。这三味药有一个共同的特点：就是在补脾的同时，又具有收涩的作用。一般我们在使用滋补药的时候，最担心的就是随补随散，身体不能真正地吸收，而这三味药的应用，就使得滋补进来的营养物质，可以被收涩住。一般这三味药的用量都是五十克。

最后是白扁豆，白扁豆归脾、胃二经，具有补脾和中、化湿消暑的作用，一般我们用它来治疗暑湿导致的腹泻。白扁豆通常用三十克，如果服用者平时大便干燥，就不需要用白扁豆来收敛止泻了，我一般会去掉白扁豆，用杏仁五十克来替代，因为杏仁有开肺气通大肠的作用。

在八珍糕这个方子里面，山药、莲子肉、白扁豆都是滋补脾阴的；党参和白术是滋补脾阳的；茯苓和薏苡仁是祛湿的；芡实是收涩的。这样一来，整个方子有阴有阳，有升有降，平和不偏，难怪有人说，八珍糕是千年养生第一糕。八珍糕的发明者——明朝大医陈功实说，一个脾胃虚弱之人，如果服用八珍糕百日以后，他就会身轻气爽、元气大增，其绝妙之处难以尽述。

八珍糕的做法是，先把这些药研成粉末，再把糯米、大米研成粉末，然后和药末混合，按照我们前面写的药量，大米和糯米的重量分别是二百克，然后把这些米粉和药末放入水中，和成面，可以加一点白糖，然后放在笼屉内蒸，蒸熟了以后切成糕，烘干，以便于存放。也可以直接把药末放在水中熬成糊状，然后喝下去。现在还有八珍糕的成品，如果大家能够买到也是不错的。

那么，这个八珍糕究竟有没有效果呢？应该说效果惊人。许多小孩经常感冒，家长采取了各种办法，都无济于事，吃了八珍糕后，脾胃好了，正气足了，也就很少感冒了。八珍糕不仅对小孩儿有益，对老人也非常好。

有位朋友的父亲，六十多岁了，请我帮助调理一下身体，因为他说自己的身体出了很大的问题。我到他们家以后才知道，朋友的父亲很瘦，无精打采，走路无力，吃不下多少食物。到各个医院检查以后，基本没有什么结论，不知到底是哪里出了问题。

我诊断以后，发现他是脾胃虚弱，于是就让他吃八珍糕。因为八珍糕调补脾胃，而调补脾胃是“医中王道”，身体的许多问题都可以通过脾胃来解决。

后来，朋友告诉我，他父亲自从吃了八珍糕以后，身体开始逐步恢复，现在胃口好了，精神头也足了，老人自己说，以前走不远的路就要停下来歇歇，现在已经没有这种现象了。

第六节
八珍糕的神奇功效

有的小孩子肺部的问题比较多，如何来调理呢？我的方法是调脾胃。脾胃在五行里面属土，肺属金，土生金，也就是说：脾是肺的母亲，脾受伤了，肺当然也不会好过。

肺经虚弱的孩子，如果在平稳期不调理脾胃，等到肺经的病发作了，那就会陷入疲于奔命的状态，不断地去扑救新发的病症，总是处于被动的状态。

我调补脾胃的方法，用的就是八珍糕的思路。我会根据孩子舌苔的厚腻程度，调整每一味药的比例：舌苔厚了，就要增加薏苡仁等药的分量，增加泄湿之力，舌苔薄了，就要增加补脾药物的比例；然后，再根据舌质红的程度，来增减药物的分量，这是在补阴和补阳之间求得平衡，因为舌红者为脾阴不足，舌质淡白者为脾阳不足。

有一对夫妻通过北京电视台的工作人员找到《养生堂》节目的编导，再通过这个编导找到我。他们的孩子哮喘、咳嗽、感冒不断，北京的大小医院几乎走遍了，都没能解决问题。这是一个五岁的小男孩，使用激素却已经有两年的时间了，我觉得孩子的汗毛都有点重了。

孩子的面部特点是颜色晦暗，额头和脸的下部尤其重，舌苔非常薄。我总结的规律是：舌苔厚的孩子，往往有食积，是一时性的；而有的孩子舌苔薄得几乎看不见，这样的孩子，问题却不是一朝一夕的，大多是脾胃之气很弱，无力生发舌苔导致的。因为中医认为：舌苔为胃气所生。了解了这个孩子的情况以后，我就对他们说，先不要管呼吸系统了，我认为此时脾胃是关键，要抓紧时间用八珍糕补足脾胃，这样孩子才有希望。

我给他们开了八珍糕加味，让他们自己想办法，用蒸糕、熬汤等各种方法服用，看孩子能接受哪种。后来，情况并没有那么顺利，在调理过程中，这个孩子曾反复患感冒咳嗽，每次感冒一好，就立刻用八珍糕调理脾胃。

现在，这个孩子撤掉了激素，哮喘也再没有发作过，其实到现在我也不知道这个孩子到底是哮喘还是咳喘，因为我一次都没有听见。我的观点是，不管你是哮喘还是咳喘，反正我只调理孩子的正气，正气足了，这些病自己就痊愈了。

我也经常用这个方子调理成年人，效果也是非常好。

因为我写了很多古代中医大师的故事，所以有很多影视界的人士，希望把这些内容改编成电视剧、电影。有一次，一位影视界的制作人托人找到我，希望谈谈合作，见面后，大家照例请我诊脉，看舌头。我一看他的舌头，舌质有些红，但是舌苔满布，微腻、微黄，同时伴有齿痕。

这种舌象很容易导致误判，因为舌苔满布，几乎把舌质给覆盖了，让人很容易误认为舌质是淡白的，其实他的舌质很红，我是通过观察舌苔间隙和舌下黏膜的颜色判断的。

诊完了舌脉，我基本就心里有数了，我说：您的身体有两方面的问题，第一，是实证，有湿热，这是饮食肥甘厚味导致的，因为舌苔满布微腻；第二，是虚证，脾阴不足，因为舌质红同时有齿痕，这是饮食不规律，伤到了脾胃之气。

看看，人体就是这么复杂，同时存在着虚实两个方面的问题，而且还都是饮食劳倦引起的。

接着，我就跟他对了一下症状，比如是否饭后四肢无力；是否特别能吃，但吃完了却肚子发胀；是否感到精力不足，经常疲乏；是否觉得力不从心等，他觉得这些症状自己都有。

其实，如果做个体检，就会发现他有脂肪肝、血脂异常、血压高等问题。

这是为什么呢？原来，这些脑力劳动者，也就是我们通常说的白领或者是老板们，大多劳心太过，中医认为思虑伤脾，因此他们往往脾血不足；同时，他们吃饭不规律，往往饥一顿饱一顿——忙了，就不吃，有朋友约了，就鱼翅燕窝大吃一顿，所以一方面伤了脾胃的气血，一方面又导致了脾胃湿热严重。

脾胃若受伤了，你吃进去多少肥甘厚味都没用，因为脾胃无力运化了，它们就都成为了痰湿。这就是为什么一体检，发现有脂肪肝了，血脂高了。又因为湿热导致气血壅滞，所以血压也高了。

千万不要以为我饿一顿，营养匮乏，我再大吃一顿，就补回来了，这个认识是错误的；饿一顿，伤到脾胃了；再多吃，只能增加脾胃负担，让脾胃伤得更厉害。

我讲完了这些道理，他连连点头称是，觉得从来没有听过这么细微的论述，于是忙问我该怎么调理。

这样，我就开了八珍糕的方子，增加了其中滋补脾阴的分量，同时增加了薏苡仁的药量来清除湿气，我记得好像还加入了一点陈皮。

有一天这位制片人特意打电话来，告诉我他现在身体状态非常好，自从服用了八珍糕，感觉身体轻松多了，在最近的一次体检中，他的血脂情况也好转了很多，血压居然也下降了，这让他非常惊奇。我告诉他，我开的八珍糕只是一个调理脾胃的思路，正因为脾阴补足了，阴阳才得以调和，脾胃气血得以流通；同时，湿气祛除了，身体的气机得以升降，所以身体才把不需要的痰湿排出了体外，这样血脂改善是情理之中的了；而气血通调，则血压也自然就有所改善了，这就是用八珍糕见效的原因。后来，他还问我，能否让他来投资，开设一个专门生产八珍糕的食品厂。

答读者问

自投罗网问：

这个左升右降的圆圈理论太伟大、太正确了。这几天刮燥热的大风，我女儿流鼻血，脸上长了几个红痘，眼底也有些红。奇怪的是只有左鼻孔流血，右鼻孔不流；红痘也都长在左边脸上。用这个圆圈理论来解释，这就是左边生发太过，右边降不下来啊。

罗老师，这种情况饮食中应该多吃些什么，少吃些什么？

罗博士答：

朋友，此时可以用一些降气的食物啊，比如喝点杏仁露，或者自己熬点杏仁，五克就可以，捣碎后煮水，开锅两分钟就可以喝了，这个杏仁可以降肺气；也可以服用些萝卜汤等；还可以吃点山楂，这是降胃气的。总之，肺胃之气降了，气机也就不会升得太厉害了。

新浪网友问：

罗老师，您好！烦请百忙之中给我们讲讲如何解决口臭的问题，相信很多人都有这个烦恼，谢谢！

我本人以前胃不好，是胃溃疡，后来好了，但是稍微吃一些不好消化的东西，胃就会胀胀的，我的鼻翼是红色的，大便也不正常，早起总觉得没有力气拉大便，很少有大便痛快的时候，现在大便多不成形，而且量不多。脸上总有很多隐隐的小痘，以额头、下巴、太阳穴居多。

罗博士答：

口臭的问题以胃气不降为多，但听你的叙述，你可能主要是脾阴不足引起的，建议在使用消食导滞药物的同时，看看滋脾阴的思路是否对症，滋脾阴的药物有麦冬、沙参、山药、莲子肉、橘红、茯苓、白扁豆等，你可以找当地的医生具体分析一下。

新浪网友问：

罗老师你好，我的小孩今年六岁了，小孩子自出生以后就经常感冒，每个月都要打十来天的吊瓶，我都急死了。现在的症状是感冒引起的过敏性鼻炎。另外，小孩每次感冒前都会扁桃体发炎，发炎时略微有痰，我实在不知该怎么办了，请教大师，帮帮忙。

罗博士答：

朋友，我不是大师啊，孩子如果经常感冒，我的想法是正气一定不足，有两个思路：一个是调理脾胃；一个是调理肺气。调理脾胃多用八珍糕适当加减药量，调理肺气多用阿胶加些清热的药物，但是我无法具体判断你孩子是属哪种类型，你可以找当地医生，让他们不必管感冒，就看看孩子身体哪里失调，调理一下，这样是根本之治，如果跟着感冒走，那样总是很被动的。

新浪网友问：

罗博士好，非常遗憾，春节过后，我和老伴去了海南，错过了《养生堂》的节目。听邻居说期间您讲了一个莱菔子通便法，非常管用，我想麻烦你告诉我一下。谢谢了。

罗博士答：

莱菔子就是萝卜籽，老年人用炒莱菔子通便很管用，每天十五克的量，研成末，分成两份，饭后用开水冲服下去，能够把气往下顺，坚持几天大便就会通畅。注意，莱菔子在制法上有生和炒之分，虽然都能顺气，但药性相反，生的莱菔子药性往上走，可以清痰；炒的莱菔子药性往下走，可以通便。而且莱菔子特别便宜，十克也就两毛钱。

但是，大家也要注意，如果是气虚的人，则不宜用莱菔子。

第九章

百病生于气，慈悲是良药

人有了慈悲之心，就会变得善良；人一善良，心就宁静。宁静之心能让我们的身体远离喜、怒、忧、思、悲、恐、惊。善心犹如春雨，默默地滋润着身体，它能让气变得柔顺，让血变得通畅。所以，善是万病之药。

第一节

百病生于气，情深人不寿

我们知道人体内有个圆，这个圆究竟是什么呢？实际上它就是五脏六腑之气的运行路线图。现在来回顾一下——首先，肾水上承，温暖了脾土，滋润了肝木；接着，脾气开始上升，肝气开始升发，这就叫“肝随脾升”；然后，当肝脾之气上升到顶部之时，就会在这里遇上心火和肺气，心火本来是向上的，但由于肺气的收敛和肃降作用，心火会随着肺气下降，一直降入肾水；与此同时，胃气也随着肺气和心火一起下降；胃气一下降，胆气便会随着胃气一起下降，这就叫“胆随胃降”。大家看，肝脾之气从左边升，胃胆之气从右边降，一升一降，一左一右，便构成了人体之气的圆运动。不难看出，要维持这个圆运动的正常，有两个最关键的地方：一是脾胃；一是肝胆。脾升胃降，一上一下，一左一右，它们升降正常，圆运动就正常，所以，前面我们强调了脾胃的重要性；而另一个关键地方就是肝胆，肝升胆降，一上一下，一左一右，如果它们的升降不正常了，人体内的圆运动就会受到影响，所以，肝胆也是人体之气运行的关键。

人体内五脏六腑之气按照这个圆来运行，身体就会健康；如果人体之气违背了这个圆，人就会生病。中医说气是杀人贼，什么意思呢？就是说人体之气脱离了这个圆运动，变成了危害身体的强盗。那么，影响这个圆运动的因素有哪些呢？最主要的莫过于两种：一是外在的风、暑、湿、寒、燥、热；二是内在的喜、怒、忧、思、悲、恐、惊。外在的因素，我们前面已有论述，现在就来说一说内在的这些因素。

喜、怒、忧、思、悲、恐、惊，这七情究竟是如何影响身体之气运行的呢？概括一下就七句话：

喜则气缓；

怒则气上；

忧则气聚；

思则气结；

悲则气消；

恐则气下；

惊则气乱。

一个人如果高兴过了头，气的运行就会缓慢涣散，所以，中医说“喜伤心”；一个人如果经常发怒，气的运行就会往上走，人们常说“怒发冲冠”，指的就是怒则气上，所以，中医说“怒伤肝”；一个人如果忧愁过了头，气就会聚到一起，不能顺利地升降；一个人如果思虑过了头，气就会郁结在那里不运动，导致气机结滞，所以，中医说“思伤脾”；一个人如果悲伤过了头，气就会消沉，所以，中医说“悲伤肺”；一个人如果整天恐惧，气就会往下走，肾在圆运动的最下面，气都拥挤在了这里，肾如何承受得了，所以，恐惧会导致肾气失固，大小便失禁，老百姓说“吓得尿裤子”，中医说“恐伤肾”；一个人如果突然受惊，六神无主，气就会四处乱窜、乱成一团，气的升降运动也就混乱了，所以，中医说惊则气乱，惊慌失措会导致心神不定、气机紊乱。

人体内的气本来是按照水升火降这个圆在运动着，现在喜、怒、忧、思、悲、恐、惊这七情却可以干扰气的正常运行，使人体内的圆运动失常，这样一来身体就会出现问题。所以，我们可以适当的喜，适当的怒，适当的忧，适当的思，适当的悲，适当的恐，但千万不能深陷其中。一个人如果深陷这七情中的任何一种，气的运行都会受到严重影响，时间一长，疾病就会找上门来，所以，我常说：“百病生于气，情深人不寿。”

人们常将生病的原因归咎于外部的东西，什么致癌物啊，什么病毒细菌啊……殊不知，内部的七情更容易让人生病。我给大家举个例子，有一位女性，她在国外生活，辗转托人联系到我，希望我给她调理身体。她的身体状况非常糟糕，最主要的问题就是失眠，每天只能睡很少一点时间，而这种状况已经持续很长时间，这让她几近崩溃，各种治疗方法都用了，可就是没什么效果。她感觉自己非常虚弱，甚至上街买东西都累得不行，脸色也不好，月经还非常少……一个二十几岁的姑娘，身体怎么会如此糟糕呢？

在北京国贸附近的一个茶馆里，我见到了她，只见她面容憔悴、虚弱不堪。我看完舌头，把完脉以后，问她：“口苦吗？”她点了点头；再问：“容易发火吗？”她又点了点头。几乎所有肝气不舒的症状她都有了。于是，我知道是怎么回事了，她的主要问题就是肝郁。原来，她在国外工作，举目无亲，压力很大，而且生活在洋人中间，内心郁闷又无法交流排解，这样一来，她就把许多事情憋在心里，时间一长，就导致了肝郁。肝气本来应该是从左边上升的，但现在肝气郁滞在那里，不上升了，这就形成了肝气横逆。肝气一横逆，就阻碍了身体内的圆运动；圆运动不顺畅，整个身体就失调了；身体一失调，许多问题就会随之产生，比如失眠、月经量少、口苦、胸闷等。

那么，她这个病该怎么来调理呢？调理就应以疏解肝气为主，我给她开的是张仲景的小柴胡汤加味，三服药后，失眠明显改善；调理了几天之后，她的所有症状都消失了。看到她的变化，我内心十分高兴。在写这篇文章的时候，我又给她发了邮件，问她现在如何，她很快就回复了我：现在她的感情有了归宿，身体很好，很幸福。

其实，在我们的生活中，感情是一柄双刃剑，它可以让我们幸福，也可以让我们痛苦，甚至生病，所以，一旦陷入感情的旋涡，情感问题处理不好，往往就会伤到我们的身体，正所谓“情深人不寿”啊。

我亲眼见过一个例子，我的一个朋友，他深爱的人因为各种原因嫁给了别人，他心痛得头直撞墙，我感觉他就像是古龙笔下的小李飞刀，每日对着一轮皓月心痛，很快，他的头发就变白了。以前我不太相信人的头发会在很短时间内变白，但这次亲眼所见，让我深信：伤心确实能导致头发迅速变白。大家看，情感对人健康的影响多大啊！

第二节
人一生气，肝就罢工

人们可能对于这样的说法不陌生：“百病生于气”“肝为百病之源”“气是杀人贼”等，这里所说的气实际上指的就是生气。生气为什么对身体有如此大的影响呢？原来人体内的气本来运转得好好的，人一生气，肝就会罢工，肝一罢工，肝气就会横在那里不运动，从而造成郁积。

我们知道肝气在人体圆运动的左侧，它负责上升，现在肝气不上升了，它郁滞在了那里，中医称这种情况为肝郁，又叫肝气不舒。

也许有人会问：“为什么人一生气，肝就会罢工呢？肝有什么特点呢？”肝在中医里被称为“将军之官”，将军是个什么样子呢？将军的性格刚直不阿、直来直去、脾气暴躁、容易冲动，大家只要想一想猛张飞，就明白肝的秉性了。所以，中医关于肝还有一种说法，叫“肝为刚脏”，刚脏的特点就是急躁刚烈，动不动就要闹出点动静来。大家读《三国演义》时，总会看到这样的情况：一遇到不公平的事，别人还没说话，张飞便开始大喊大叫起来。肝也一样，人一生气，不等脾胃有反应，肝就先罢起工来，它一罢工，肝气郁滞，身体之气的圆运动就会受到影响，从而导致百病，所以，中医说“肝为百病之源”。

现在，白领中肝气郁结的人多到什么程度呢？这么说吧，有的时候，我给一个单位的人诊脉，结果我发现，绝大多数人的脉象都很相似，都是弦脉，也就是肝郁的脉象，开始的时候我还一条一条地说对方的症状，后来就笑笑，说：“你和前面的差不多。”因为我总说那几句话，让别人以为我似乎就只会这一点，怎么每个人都是同样的啊？

一天，我去开会，有位领导给我介绍了一位患者，是位女士，她说最近非常难受，总想吐，我诊了脉，问她：“你头晕吧？”回答：“是的。”我再问：“你心烦吧？”回答是。我又问“头痛吧？”回答是。我再问：“胃口不好吧？”回答是。我再问：“咽喉干吧？”回答是。我再问：“胸闷吧？”回答：“是，喘不上气来。”

我说了七八个症状，只有一个口苦她没有。她很诧异，怎么单凭一个诊脉，就会说得这么准确呢？其实，肝郁的人总有这一系列的症状，中医不是算命，也没有那么神秘，如果我判断患者是肝郁的话，就会用这些症候来对照，通常八九不离十，大家明白了这些道理，以后也可以自己对照一下。

有一个患者是北京电视台一位编导的男友，他当时的症状是呕吐、头晕、听力下降，呕吐到什么程度呢？在地铁里他会突然发生喷射状呕吐，头晕得非常厉害。我去看他的时候，他说“我给你表演一下”，于是就把头一晃，结果当场就晕倒在沙发上了。

他为什么会找我给他看病呢？原因是他害怕穿刺和开颅。他曾去过西医医院，花了很多钱检查，做了很多头部CT什么的，最后也没有确诊，医生说要穿刺，吓得他连忙跑回了家，医生还告诫他说，三个月后，如果听力还继续下降，就要开颅。

我判断他的问题是肝郁造成的，就问他患病前生过气吗？他回忆了一下，说："发病前曾与下属生过气。"于是，我就给他开了舒肝理气的小柴胡汤，稍微加了几味药，因为他的眼睛红，我又加了潜镇的龙骨和牡蛎。结果，吃了几服药后，他那些症状就消失了。西医医院听说他的情况后，怎么也不相信，说三个月后再查，如果听力下降，还是要开颅（不知道为什么要开颅）。

三个月后，我遇到了这个编导，问她男友的听力如何了，她说，一切都正常了，也不需要开颅了；她还告诉我，她男友的领导看到他的变化，颇为惊叹，也想来找我看病。当时我由衷地感慨，如果中西医的医生们能够在一起看病，或者西医懂些中医，这该多好啊，至少不至于要开颅啊。

我发现肝气郁结的情况真是太多了。在白领中，我开疏肝理气方子的比例大得惊人，有的时候自己就想，总开这样的方子不行吧，这是不是违背了中医辨证论治的原则？不应该这个人是这个方子，下个人还是这个方子吧？有几次我想从其他的角度考虑一下，另开个方子，结果，一换思路，马上就不见效了。所以，现在甚至连抑郁症，我都会开舒肝理气的方子，效果非常好。

有位女士，是个上市公司的高层，有一次我给她诊脉，诊完后，她认为我说得准确，很神奇，但是她自己先没有调理，而是要求我给她的丈夫调理，为什么呢？因为她的丈夫让她很是发愁，什么情况呢？就是失眠，整夜的失眠，无法控制自己的情绪，对什么都不感兴趣，最后甚至无法上班了。

我听完她的叙述，说："这可能是西医说的抑郁症吧？"

她说："对啊！怎么样，你会治疗抑郁症吗？"

我问她："西医都给怎么治疗的？"

她告诉我说已经治疗过很长时间了，时好时坏，没有什么大的改善，但精神科医师已经很满意了，还拿他做成功的例子呢。

我当时听完后也很犹豫，我哪里会治抑郁症啊？就只好说："那见个面吧，我只能给他调理一下身体，不一定能治疗他的抑郁症。"

结果一见面，一诊脉，我就发现他的脉很弦，这正是肝郁的脉象，同时舌头上有芒刺，覆盖的满是白苔。原来他曾在国外打拼过，身体承受了太大的压力。

于是，我问他：口苦吗？咽干吗？头晕吗？有呕吐的感觉吗？胸闷吗？容易发脾气吗？

这些情况，他几乎或多或少都有点，我判断他就是一个肝郁的病人，我虽然不知道该怎么治疗抑郁症，但我知道如何疏肝理气。

我给他开了小柴胡汤，加了龙骨和牡蛎，没想到三服药后，他就有了反应，各种症状开始减轻，我又开了五服，很快他就可以睡整夜了。这让他有恍然梦醒的感觉，他感叹中医治病原来如此神速，简直太奇妙了。我也十分惊奇，为什么疏肝理气的药能治好他的抑郁症呢？后来我想到了《黄帝内经》里的一句话“肝藏魂”，人的魂魄是藏在肝里面的，肝气郁结之后，魂不守舍，人当然会睡不着觉，整天郁郁寡欢；现在肝气舒展升发了，魂魄有了一个安定舒适的家，自然不会四处游走了，人也就不会抑郁不安了。难怪这位病人肝气一舒，便会恍然如同梦醒一般。

经过这次调理，他的症状基本消失了，有一天，在国贸的一个咖啡厅里，他问我以后该如何养生，我给他讲了“肝为百病之源”的道理，他问如何才能养肝，我说：“养肝最好的方法是不生气。”他又问如何才能不生气？于是我就给他讲了大约一个小时的《金刚经》，告诉他，一定要放下很多事情，让心恢复宁静。其实，仔细想想，这个世界上的很多事情都不是人能够把握的，你以为这些钱你赚到了吗？想想，再过一百年，你赚的钱在哪里？你又在哪里？所以，不可执迷，当你把自己的心腾空了以后，你才能感受到真正的自己。

记得那天我喝了一瓶又一瓶的水，还是讲得口干舌燥，但当我走出咖啡厅的时候，我自己都觉得天真的很蓝，阳光真的很温暖，自己的心情原来是如此平和，仔细想想，那天说的很多话也是说给自己听的啊！

第三节
女性要想美丽，先要疏通肝气

女性爱美，这是她们的天性，一天，我在电视上看到一位当红的女明星甚至发出了这样的宣言：不美宁愿死，宁死也要美！不过，我不知道这些女性朋友是不是了解一个美的秘密，这就是：女性要想美丽，先要疏通肝气。

有很多女性长得十分美丽，但不知怎么回事，脸上莫名其妙地长出了蝴蝶形状的斑片，面颊两边对称分布，一边一块，有的呈黄褐色，有的呈深褐色，严重影响了她们的美丽。这些女性不惜花重金去美容，结果仍然无济于事。其实，外部的美丽总是来自于内部的和谐，内部不和谐了，外部当然就不美丽了。那么，黄褐斑究竟是怎么回事呢？

原来黄褐斑的发病原因就是肝郁。气为血之帅，气行则血行，气止则血止，肝郁之后，肝气横在那里不运动了，而体内之气的循环就会不畅，气的循环不畅继而会引起血的循环不畅，血循环不畅，色素沉淀物就会停留在皮肤上，所以，内部肝气郁滞，脸上就会长斑。其实，不仅黄褐斑如此，湿疹也是如此。

湿疹是个很顽固的病，很多人都有，尤其是在脖子和四肢、关节处易生，中医治疗的方法一般是疏风散邪，凉血化瘀。这是一般的思路，我治疗了一些患者，却总是发现疏风之路不是很顺畅。

后来我反思发现是自己忘记了辨证施治，中医不是用一个套方来针对所有患者的，一定要结合病人的情况来治疗，所以我就仔细总结这些患者，最后发现，很多人都是情绪波动后才发的病，于是我就采用调和肝胆的小柴胡汤类方，或者是四逆散等方子，稍微配合点走皮肤的药物如白蘚皮，结果这些女士的肝气疏开以后，病情居然就逐步好转了，最后有很多就痊愈了（女性肝郁小柴胡汤证见彩图七、彩图八）。

其实，湿疹是很难痊愈的，很多人服用疏风散邪的中药，半年半年的服用，也都没有治愈，反而是疏解肝气起到了非常好的作用。可见，情绪在女士的生活中有多重要。

给大家举个例子，有位女性朋友患湿疹，托朋友找我调理。她自己说已经找很多医生看过了，看了大约半年了，没有效果，有的时候反而加重了。当时，她随身带着病历，我接过厚厚的病历，看到的都是疏风、祛湿、凉血、解毒之药，这让我无语。

因为巧了，就在前一天，我刚刚和一位我的博士同学讨论过这个问题，他毕业后曾经在某医院的皮肤科工作，我问他："现在我们中医总结出的这个治疗皮肤病的固定思路——疏风祛湿、凉血解毒，效果到底怎么样？你给评价一下。"

他当时苦笑，不说话。这给我留下了很深的印象。

其实，我们中医永远是根据每个患者的具体情况来开方子的，从来没有一个固定的药方能够适合同一种疾病，丢失了这个原则，看病的疗效就会下降。

当时我看这位朋友，她的患处也在脖子的两侧，还有四肢的关节处，这如何分析呢？

中医认为，人体的两侧为阴阳交接的部分，所以脖子侧面的问题，可以从肝胆论治；而关节处，为筋之所聚，中医认为肝主筋，肝病也会引起关节处的问题，所以，我判断这个患者的情况跟肝胆不和有关。

中医认为，肝升胆降，都主气机的疏泄，如果肝胆失和，疏泄不利，那我们的身体就会出现各种问题，而引起肝胆失和的一个主要原因就是情志失调。

肝胆不能疏泄会导致水湿停滞，出现湿疹等问题，这个时候，单纯利水湿效果不好，因为得把根源问题调理过来才能一劳永逸啊。

这就好比一个水龙头打开了，满屋子都是水，如果我们只是不断地利水，用盆和桶把屋子里的水舀出去，用解毒之药，不断把墙上发霉的地方铲除，您觉得这是一个好的解决办法吗？估计不管我们怎么舀，屋子里的水都不会减少多少，因为水龙头还在流水啊。这个时候最好的办法，就是把水龙头关上，这才能解决问题的根本，而调理肝胆就相当于关上这个水龙头。

为了明确诊断，我追问这位朋友："你仔细回忆一下，发病之前是否有过特别生气的事情？"这是我的经验，大的精神伤害，往往是这个病的诱因，我遇到的很多病人都是如此。

她仔细回忆，果然当时家里出了问题，她那个时候非常郁闷，又无处可说。

这样，我就基本确定了问题所在，于是，给她开了调和肝胆的小柴胡类方。

从头到尾，这个病我没有用任何的苦参、野菊花、地丁等凉血解毒之药，也没有用祛湿之药，但六服药以后，她的病情就大有改善。后来，我记得是服用了不到二十服，这个病就痊愈了。

每当听到朋友痊愈的消息，我都会很高兴。

但令我不愉快的事情也有，最大的一件就是，现在居然有很多人并未意识到肝郁对身体的危害。前几天，有几位外地的朋友，托我去找广安门医院的某老中医看乳腺癌，这位老中医的号都挂到几个月以后了，真没想到患乳腺癌的人现在如此之多。其实，这个病和肝气不舒有着直接的关系，现在这个病的增加，和我们压力大有很大的关系，家庭的、工作的压力都会导致女性的情绪不稳，最后积攒在一起，就会致病。

这些疾病的出现，归根结底是因为肝气不舒，而女性是以肝经为重的，因此肝气不舒，很容易导致女性的各种疾病，有时候这些病都是莫名其妙的。所以，人们常说女性怕伤肝，男性怕伤肾。

第四节
慈悲是长寿的秘方

喜、怒、忧、思、悲、恐、惊，人的任何情绪一旦过度，都会影响体内气的运行，气的运行一混乱，疾病就会乘虚而入，所以，人们说“百病生于气”。

如何来调控自己的情绪呢？《黄帝内经》总结出了一套方法：“悲胜怒、恐胜喜、怒胜思、喜胜忧、思胜恐。”意思就是，人们可以用悲伤的情绪来战胜愤怒；用恐惧的情绪来战胜狂喜；用愤怒的情绪来战胜思虑；用狂喜的情绪来战胜忧郁；用思虑的情绪来战胜恐惧。范进中举就是这样，十年寒窗，一朝中举，范进狂喜不已。然而，喜伤心，高兴过了头，气的运行就会缓慢涣散；气一缓慢涣散，痰就上涌；痰一上涌，心窍迷失，人就会发疯。治疗的办法就是“恐胜喜”，范进平日最怕自己的岳父，岳父凶神一般给了他一个嘴巴，范进受了惊吓，人立刻就清醒了过来。

值得注意的是，虽然有人用这套方法来治病，但实际操作起来却很难，而且它还有一个致命的缺陷——这六种情绪形成了一个圈，无论你怎么走，都会陷入其中，你用恐惧战胜了狂喜，狂喜的麻烦虽没有了，但你又陷入了恐惧之中。

前几年，我看见过这样一个场面，一位母亲，她的儿子被车撞伤了，母亲赶到事故现场，愤怒地对着肇事司机狂骂，还拳脚相向，这位母亲完全被愤怒的情绪控制了。很快，当她看见自己的儿子瘫倒在那里时，悲伤的情绪立刻战胜了愤怒，她又陷入极度的悲伤之中。这一场景引起了我的深思，我们每个人不都像那位母亲一样吗？时刻都在愤怒、悲伤、喜悦和惊恐这样的情绪中跳来跳去。今天，遇见了喜事，你会高兴；明天，也许就有事让你愤怒；后天，你又会陷入悲伤之中。人啊，只要一出生，七情便与你形影不离，无论你如何跳跃，都无法逃出这个怪圈。

人有七情相伴，痛苦便会相随。俗话说：“人活一张脸，树活一层皮。”人脸实际上就是一个“苦”字：两条眉毛是草字头；两只眼睛加一个鼻子是个十字；眼睛鼻子和嘴相连就成了一个“古”字；草字头和“古”相连，活脱脱就是一个“苦”字。

大家来看，我们高兴过了头，心会受苦；我们愤怒过了头，肝会受苦；我们忧思过了头，脾会受苦；我们悲伤过了头，肺会受苦；我们恐惧过了头，肾会受苦……人之苦，何时才算尽头？我们的心灵究竟应安放在何处？如何才能避免那么多的痛苦？

记得在北京中医大学读博士时，有一件事给了我很大的启发。一天，我心里觉得烦闷，就独自一个人去大学附近的中日友好医院散步。路过病房时，我看见许多病人脸上那痛苦的表情，恻隐之心便油然而生。令人惊奇的是，有了恻隐之心后，不知不觉，自己所有的烦恼便烟消云散了。在回宿舍的路上，我的心情非常平静，气血无比通畅，第一次真正体会到了《黄帝内经》说的“恬淡虚无，真气从之”。于是，我恍然大悟，原来人完全可以从喜、怒、忧、思、悲、恐、惊这七情中走出来，上升到另一个更高的层次，这个层次就是慈悲。有了慈悲心之后，人便能超越七情，真正拥有心平气和的心境。

身体就像一辆公共汽车，喜、怒、忧、思、悲、恐、惊这七情是车上的乘客，贪婪、嫉妒、虚荣、猜疑和仇恨这五毒是车上的小偷，驾驶这辆车的是慈悲之心。我们无法抛弃车上的乘客，也无法彻底清除车上的小偷，但我们必须保证驾驶这辆车的是慈悲之心。如果车上的驾驶员换成了七情中的一种，那车就会迷失方向；如果驾驶员换成了五毒中的一种，结果就会车毁人亡。

人可以没有多少钱财，没有多高地位，没有多大名声，但他一定要有慈悲之心，人生如果真正的健康和幸福不取决于钱财和名声，只取决于你的心境，取决于你是否拥有一颗慈悲之心。以情制情，你得到的无非是另一种情；以欲望来满足欲望，你得到的是更大的欲望。人生以钱财地位和名声为目的，那么，人就会整日生活在兴奋、忧虑、恐惧和悲伤之中。没成功时，有无数忧愁和抱怨，为吃忧愁，为穿忧愁，为房忧愁，然后便会陷入没完没了的抱怨；成功时，又会兴奋过度，得意忘形；等到功成名就之后，人又会充满恐惧，怕失去官位，怕失去财产，怕生病，怕老，怕死。人真的很可怜，总是屈服于自己的欲望，深陷七情的泥潭。

一个人如果总是深陷七情之中，体内之气混乱不堪，疾病就会尾随而来，癌症、糖尿病、高血压、胃溃疡、皮肤病、哮喘等，任何一种疾病无不与七情有关。有个网友患的是重症肌无力，她告诉我："为什么患这个病的人都那么相似呢？一个病房里，都是争强好胜、脾气急躁的人。"

其实，很多年前，我为一位重症肌无力的老太太诊脉，就发现她的肝脉很特别，我判断她的病与七情有关。当场她的儿女们就回忆，原来那年女儿闹离婚，老太太一生气，结果就患上了这个病。大家看，七情对人的影响多大啊。也许你生气的时候，不会觉得有什么影响，生完气过后就忘了，甚至将因为什么而生气都忘得干干净净，但身体不会就此忘记，你的每一次喜、怒、忧、思、悲、恐、惊，身体都会牢牢记住，时间一长，到了一定的限度，它就会找一个突破口爆发出来。如果你的肝薄弱，疾病就会爆发在肝上；如果你的肾薄弱，疾病就会爆发在肾上；如果你的心薄弱，疾病就会爆发在心上。所以，人们常说即使是最毒的病毒，也不能像内在的七情那样伤害自己。

人要想从七情之中解脱出来，就必须拥有一颗慈悲之心。人有了慈悲之心，就会变得宽容；人一宽容，气就不会郁滞；气不郁滞，血就通畅。所以，心宽一寸，病退一丈。宽恕是一味良药，宽恕别人，最大的受益者不是别人，而恰恰是自己。因为你在宽恕别人的同时，也就敞开了自己的心灵。心灵一敞开，愤怒、怨恨和恐惧就会悄悄地溜走，你的内心没有了郁滞，气血也就通畅了。所以，宽容之人总是健康长寿，而斤斤计较之人总是福薄。

人有了慈悲之心，就会变得善良；人一善良，心就宁静。宁静之心能让我们的身体远离喜、怒、忧、思、悲、恐、惊。善心犹如春雨，默默地滋润着身体，它能让气变得柔顺，让血变得通畅。所以，善是万病之药。

人有了慈悲之心，内心就会充满爱，爱就像春风，能吹散七情的乌云。就以恐惧为例来说，我有一位女同学，十分胆小，平时不敢一个人在家，后来结婚有了孩子，她居然敢与孩子一起待在家里，我问她："孩子才一岁多，你认为他能保护你吗？"她回答说："因为我爱他，所以，什么都不怕了。"爱能战胜一切，当你陷入恐惧、忧虑、悲伤和愤怒之时，试试去为他人做点事，因为只有懂得奉献爱的人，他内心才会获得真正的幸福。

人有了慈悲之心，也就懂得了感恩。人生如寄，我们的生命是借来的，迟早要还回去。感恩是人的本性。我们感谢天，感谢地，感谢父母，感谢食物，是他们给了我们生命，并使生命得以维持。人一旦懂得感恩，心就会平和下来，因为感恩者知道人只不过是自然的一部分，我们应该谦卑地面对自然。而不懂得感恩的人却始终认为自然是人的一部分，所以他们总是贪婪无度，内心狂妄，心浮气躁，试问这样的人怎能拥有长久的健康？

总之，堡垒最容易从内部攻破，养生也是如此。我们既要注意外在的风、湿、寒、暑、燥、热，更要警惕内在的喜、怒、忧、思、悲、恐、惊。外邪会打乱身体的阴阳，内毒更能破坏我们的气血。要想内部的堡垒坚固，我们就要拥有一颗慈悲之心，你的慈悲心有多大，你的堡垒就有多坚固。所以，我们说“慈悲是长寿的秘方”。

答读者问

新浪网友问：

罗老师好，春天快到了，最近有些同事（女同事居多）出现了如下症状：头晕、目涩、大便干燥，这也是感冒的症状吗？可以按您说的方法治疗吗？

罗博士答：

这应该不是感冒啊，应该是肝经的问题，因为春天应肝，建议在喝茶的时候，放入三朵玫瑰花。玫瑰花可以行气。

在春天即将到来的时候，可以服用一点疏理肝气的药，比如中成药逍遥丸。如果肝火变大了，可以用一个清朝皇宫里的方子——灯芯竹叶汤，这是清宫御医给帝后嫔妃们开的方子，这些嫔妃往往情绪郁闷，御医就用灯芯草、竹叶来泡水，让她们当做茶水喝。

一般灯芯竹叶汤的剂量是：灯芯草三克、竹叶三克，这两味药都是泻心火的。中医认为，肝为木，心为火，木生火，所以肝为心之母，我们调理身体的原则是“虚则补其母，实则泻其子”，要泻肝，一个好的方式就是泻它的儿子——心。灯芯竹叶汤就是这个思路。当时，这个方子在清宫里面经常用，比如道光的皇后孝慎成皇后，一直服用这个方子，我因为工作的关系要研究清宫医案，由此我发现她几乎常年服用灯芯竹叶汤，估计她的生活比较郁闷，但因为一直这么保养，所以也是长期无病，得以长寿。

小星狗问：

罗大哥，你说很多女生乳腺增生与生气有关，我就是这样，我容易生气，前几天去体检，医生说有增生的症状，我还年轻，今后该怎么办呢？

罗博士答：

要注意疏肝解郁，这是最重要的，要记住情绪不佳是最关键的一个致病因素，有很多时候，我们开中药可以使患者情绪好转，但是如果自己不注意调理，则很快就会反复，所以养心是健康的根本，养生的最高境界就是养心，只有心态平和，才会获得真正的健康。至于调理乳腺增生，一般需要配合通络、化痰等方法。这样才可以使郁结逐渐散去，最终获得完全的康复。最后，告诉您一句我的心得，那就是：在我们的生活中，健康是最重要的事情，只有您的身体健康，生活才会充满阳光。因此，为了拥有丰厚的人生，让我们敞开心怀，微笑着面对我们周边的一切事物吧！

出版声明

本书集结了罗大伦博士的中医养生经验，书中的每一个小方、每一个故事、每一个人物都来自罗博士的亲身经历，可以为读者朋友提供有价值的参考。但是，中医的原则是辨证施治、一人一方，体质不同，养生的方法也应该随之调整，如果读者朋友有与书中案例相似的病症，应该仔细辨证，并应去医院咨询有关医生，切不可自己开方用药。特此声明。

《胖补气，瘦补血(升级版)》

胡维勤著　定价：29.00 元

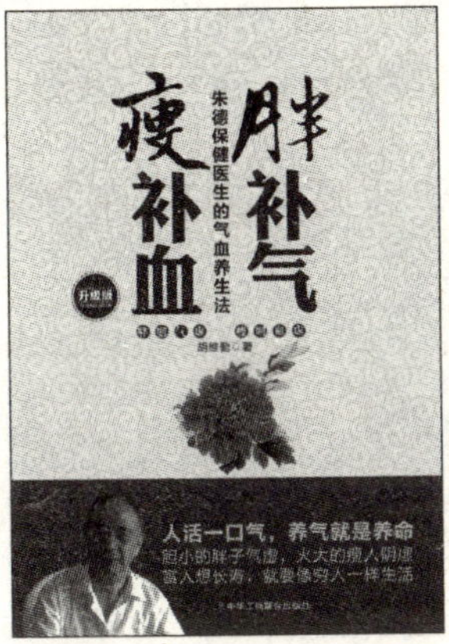

朱德保健医生的气血养生法！

在本书中，中南海保健医生胡维勤教授深入浅出地讲述了一眼知健康的诀窍——胖则气虚，要补气；瘦则血虚，要补血。而胖瘦又有不同——人有四胖，气有四虚；人各有瘦，因各不同。

《阴阳一调百病消(升级版)》

罗大伦著　定价：29.00 元

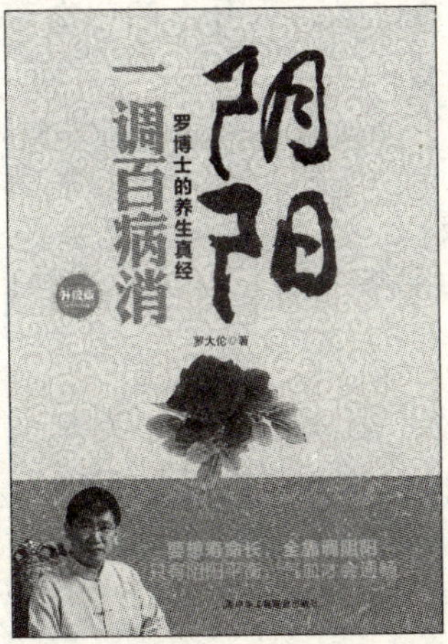

罗博士的养生真经！

50 万人追捧的博文终于成书，成千上万人的提问终见答案！

中医新生代的领军人物罗大伦博士，为您揭开健康养生的终极秘密——阴阳一调百病消。

健康生活书系

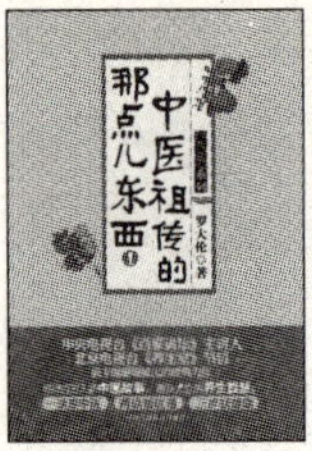

《中医祖传的那点儿东西 1》

罗大伦著　定价：29.80 元

中央电视台《百家讲坛》主讲人、北京电视台《养生堂》节目前主编重磅推出的经典力作！

在很多人看来，中医祖传下来的就是药草、药罐，还有泛黄的古书；

也有人认为，中医祖传的都是高深玄妙的理论，什么阴阳五行、经络穴位之类；

还有人认为，中医祖传的就是那些方子，垒出一堆“慢性子”的中药，时间久了才可见效。

读了这本书，你就会对中医有一个全新的认识。

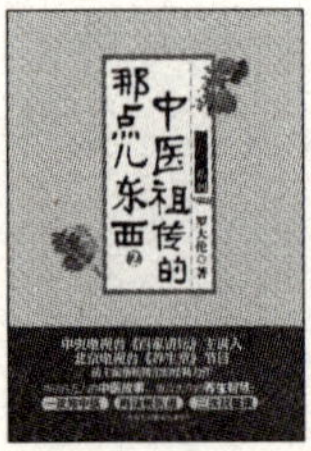

《中医祖传的那点儿东西 2》

罗大伦著　定价：29.80 元

感动百万人的中医故事，惠及大众的养生智慧；一读知中医，两读悟医道，三读获健康！

让人感动的，不仅仅是精彩的中医故事，还有神医们的精诚之心。让人敬佩的，不仅仅是出神入化的医术，还有神医们为钻研医术而度过的一个个不眠之夜。让人欣慰的，不仅仅是人们对中医的热忱依旧，更有名医的方子流传至今，让更多的人从中受益。

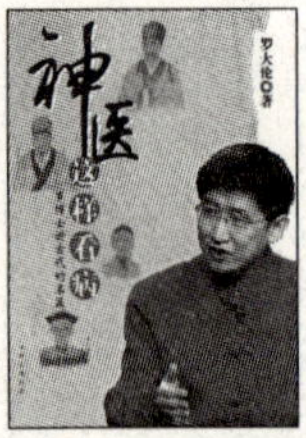

《神医这样看病》　罗大伦著　定价：29.00 元

2009 年最好看的健康书！感动百万人的中医故事，惠及大众的养生智慧！

2008 年 5 月 19 日，一个名为“古代的医生”的贴子现身天涯社区，受到广大网友的热捧，其中有中医爱好者、历史爱好者、关心伊健康的人……还有一些从不上网的人，也纷纷注册 ID，赶了过来，贴子的内容后来被整理成书，这就是《神医这样看病》！

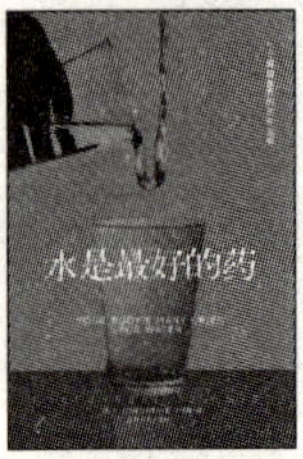

《水是最好的药》　[美]F·巴特曼著　定价：28.00 元

一个震惊世界的医学发现！你不是病了，而是渴了！

F·巴特曼博士发现了一个震惊世界的医学秘密：身体缺水是许多慢性疾病的根源——哮喘病、过敏症、高血压、超重、糖尿病以及包括抑郁症在内的某些精神疾病，而且通过喝水就可以缓解和治愈这些疾病。

健康生活书系

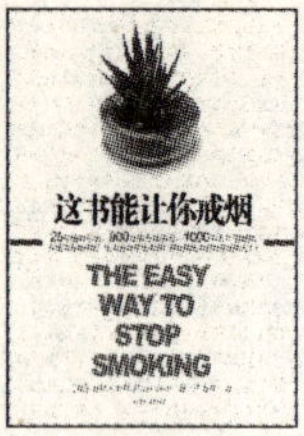

《这书能让你戒烟》 [美]亚伦·卡尔著 定价：29.00 元

25 年畅销不衰，900 万册全球热卖，1000 万人告别烟瘾！

用一本书就可以戒烟？别开玩笑了！如果你读了本书，就不会这么说了。“这书能让你戒烟”，不仅仅是一个或几个烟民的体会，而是 1000 万成功告别烟瘾的人的共同心声。

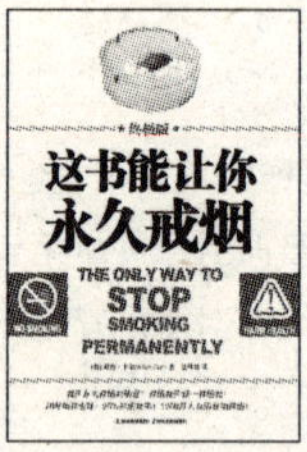

《这书能让你永久戒烟（终极版）》 [英]亚伦·卡尔 定价：39.80 元

20 年畅销全球！95%的成功率！1000 万人永远告别烟瘾！揭开永久戒烟的秘密！戒烟像开锁一样轻松！

继畅销书《这书能让你戒烟》大获成功之后，亚伦·卡尔又推出了戒烟力作《这书能让你永久戒烟》，为烟民彻底挣脱烟瘾的陷阱带来了希望和动力。

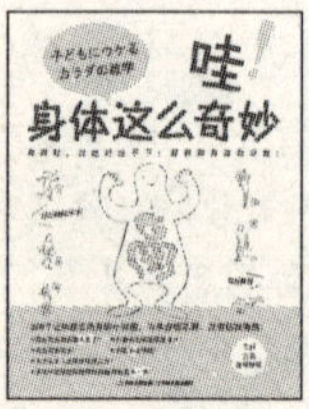

《哇！身体这么奇妙》 [日]青柳正树 定价：25.00 元

拿得起，但绝对放不下！超有趣身体杂学集！

高兴时的眼泪和悔恨时的眼泪味道不一样？忍住没放的屁哪儿去了？头和脸的分界在哪儿……300 个让你瞠目的身体小秘密，只有你想不到，没有你猜得到！日本杂学专家青柳正树带你走进这座身体的迷宫，用科学的姿态、语出惊人的调侃，与你展开一场别开生面的趣味对谈！

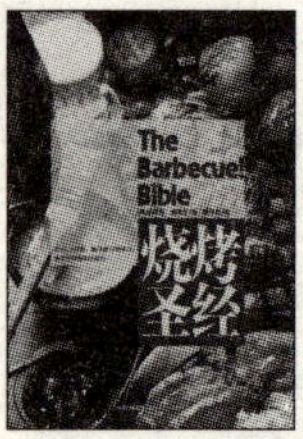

《烧烤圣经》 [美]史蒂芬·赖希伦 定价：68.00 元

狂销 110 万册，翻译成 15 种语言，被誉为烧烤界的圣经！

本书作者史蒂芬·赖希伦是世界最著名的烧烤大王，他用 3 年时间，游览了世界 5 大洲 25 个国家，收集了各地最具特色的烧烤技巧和配方。

本书超过 500 种烧烤食谱，70 余幅全色彩图，堪称烧烤界的“圣经”！